Fischer/Wuppermann
Einführung in die Doppler-Sonographie

Fischer/Wuppermann

Einführung in die Doppler-Sonographie

Periphere Gefäße und hirnversorgende Arterien

Urban & Schwarzenberg
München – Wien – Baltimore 1985

Anschriften der Verfasser:

Priv. Doz. Dr. med. Martin Fischer
Abteilung Angiologie
Zentrum Innere Medizin
und Dermatologie
Medizinische Hochschule Hannover
Postfach 610180
3000 Hannover 61

Prof. Dr. med. Thomas Wuppermann
Abteilung Angiologie
Zentrum Innere Medizin
und Dermatologie
Medizinische Hochschule Hannover
Postfach 610180
3000 Hannover 61

[redacted]

CIP-Kurztitelaufnahme der Deutschen Bibliothek

Fischer, Martin:
Einführung in die Doppler-Sonographie : periphere Gefäße u. hirnversorgende Arterien / Fischer; Wuppermann. – München; Wien; Baltimore : Urban und Schwarzenberg, 1985.
ISBN 3-541-10881-9

NE: Wuppermann, Thomas:

Umschlagentwurf: Dieter Vollendorf
Gesamtherstellung: Auer, Donauwörth
Printed in Germany

Unseren Vätern
Dr. med. Hermann Fischer,
Dr. med. Otto-Ernst Wuppermann
gewidmet

Vorwort

Die Ultraschall-Doppler-Untersuchung ist der größte Fortschritt der letzten 10 Jahre für die tägliche Praxis der Diagnostik von Gefäßkrankheiten.

Diese Untersuchungen sind so wenig zeitaufwendig, daß sie in jeder Praxis verwendet werden sollten.

Deshalb ist der Bedarf an Fortbildung auf diesem Gebiet groß.

Aus an uns gestellten Fragen in Fortbildungsveranstaltungen mußten wir folgern, daß eine praxisorientierte Monographie zu diesem Themenkreis noch fehlt. Wir haben uns deshalb entschlossen, diesen kleinen Leitfaden für die Bedürfnisse der täglichen Praxis zu konzipieren. Es war nicht unsere Absicht, alle Verästelungen der Forschung auf diesem Gebiet in das Buch aufzunehmen.

Wir benutzen seit Jahren die Methode täglich viele Male und haben uns bemüht, an dieser Stelle den harten Kern unserer eigenen praktischen Erfahrungen in Klinik und Fortbildung weiterzugeben.

Wir möchten unseren Dank für die Hilfe bei der Herstellung der Abbildungen Frau I. Holm, Frau A. Jung, Frau I. Kiegeland, Frau C. Neumann, Frau L. Dyck, Frau K. Matthies und Frau C. Pütz sagen. Frau D. Budiman und Frau I. Kiegeland danken wir für das Schreiben des Manuskripts.

Hannover und Bad Bertrich, im Mai 1984 *M. Fischer, Th. Wuppermann*

Inhaltsverzeichnis

1 Physikalische Grundlagen

Die Doppler-Ultraschall-Untersuchung der peripheren Gefäße hat in der angiologischen Praxis zunehmend an Bedeutung gewonnen.

- Durch die Möglichkeit der Ortung auch kleinster Gefäße kann nun auch der *Blutdruck hinter einem Gefäßprozeß* bestimmt werden.
- Auch die *Thrombose-Frühdiagnostik* wurde durch die Doppler-Technik bereichert.
- Darüber hinaus ist auf dem phlebologischen Sektor die Methode bei der nicht invasiven Untersuchung der *Saphenainsuffizienz* und der *Perforantesinsuffizienz* nicht mehr wegzudenken.
- Schließlich wurde eine nichtinvasive Untersuchung mittels Doppler-Ultraschall des *Carotiskreislaufs* eingeführt, auf die als Screening-Methode nicht mehr zu verzichten ist (Tabelle 1).

Tabelle 1. Übersicht zur angiologischen Diagnostik mit Hilfe der Doppler-Ultraschall-Untersuchung

Systolischer Knöcheldruck Digitalarteriendruck
Hirnkreislaufdiagnostik
Thrombose – Frühdiagnostik Perforantes – Insuffizienz Saphena – Insuffizienz

Der Name der Untersuchungstechnik geht zurück auf den österreichischen Mathematiker und Physiker Christoph Doppler. Im Jahre 1842 führte er die sogenannte Rotverschiebung des Lichtes der sich von uns entfernenden Spiralnebel des Sternsystems auf eine Frequenzabnahme dieser Lichtwellen selbst zurück, was wiederum allein in der Fluchtbewegung der Lichtquelle begründet ist.

Die Rekapitulation eines Beispiels aus der Akustik wird den Doppler-Effekt besser erklären: Bewegt sich eine Schallquelle auf den Beobachter zu, so steigt die Zahl der am Ohr sekundlich auftreffenden Druckstöße, die Tonfrequenz wird höher. Im Beispiel wird der Hupton eines auf uns zukommenden Autos höher, der eines von uns wegfahrenden Autos tiefer (Abb. 1). Der Doppler-Effekt entsteht hier durch Laufzeitänderung aufgrund veränderlicher Entfernung und tritt daher hier bei Bewegung eines Senders relativ zu einem Empfänger auf.

> Es gilt aber auch, daß, bei Bewegung des Reflektors gegenüber dem Sender und/oder Empfänger die Frequenz des Empfangssignals nach dem Doppler-Effekt verändert wird.

Wird ein Blutgefäß mit Ultraschallwellen bestrahlt, so werden diese Schallwellen von *Erythrozyten reflektiert* und können von einem Empfangskristall registriert werden. Stehen die Erythrozyten im Gefäßrohr still, beispielsweise dadurch, daß wir eine Blutdruckmanschette auf übersystolische Werte aufblasen, so wird die Schallwelle von Erythrozyten reflektiert und keine Frequenzdifferenz zu der emittierten Schallwelle aufweisen.

- Da die Erythrozyten physiologischerweise jedoch im Fluß sind – mit verschiedenen Stromgeschwindigkeiten –, werden die reflektierten Schallwellen eine *Frequenzdifferenz* zum abgestrahlten Signal aufweisen (Abb. 2).

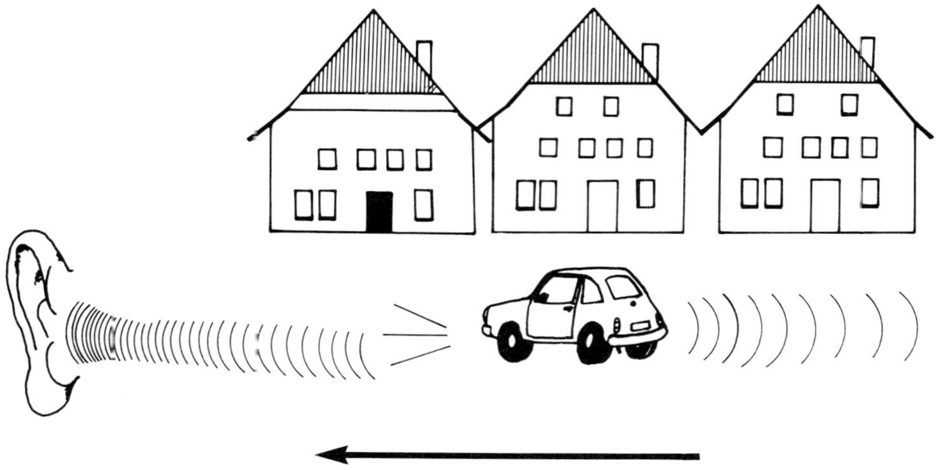

Abb. 1: Beispiel der Entstehung eines akustischen Doppler-Effektes. Der Hupton eines auf einen Beobachter zufahrenden Autos wird höher, während dieser Ton beim Beobachter, von dem der Wagen weg fährt, in einer tieferen Frequenz anlangt, als er eigentlich von der Hupe ausgesendet wird.

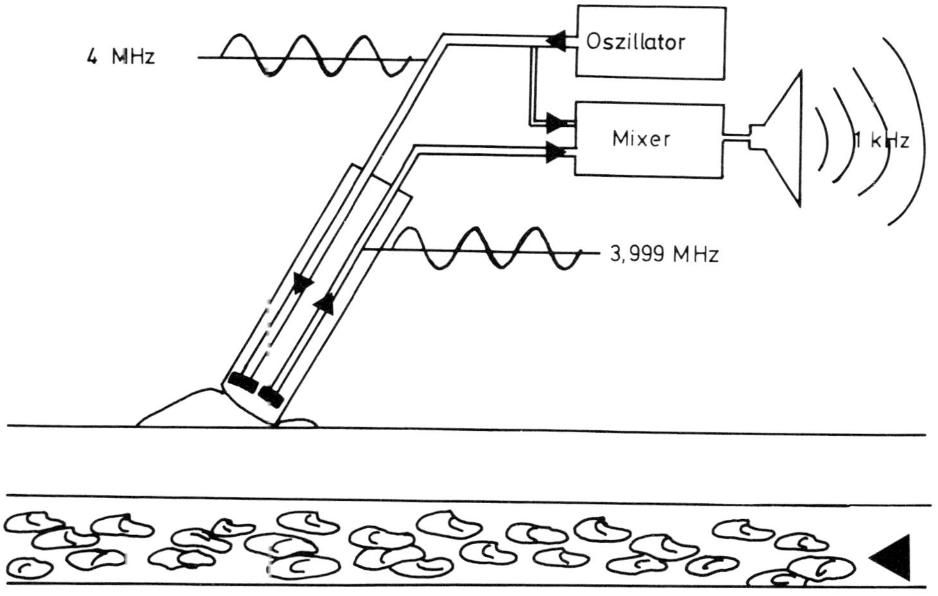

Abb. 2: Schematische Darstellung eines Doppler-Ultraschall-Systems. Von einem Sendekristall werden Ultraschallwellen auf die in einem Blutgefäß fließenden Erythrozyten abgestrahlt, die reflektierten Frequenzen über einen Empfangskristall detektiert. Die Frequenzdifferenz wird als Doppler-Shift akustisch dargestellt.

Bei Geräteemissionsfrequenzen von 5 MHz sind Doppler-Effekte zwischen 0 und 16 kHz zu erwarten. Diese akustisch (Lautsprecher und Kopfhörer) und optisch (Galvalometer, Leuchtdiodenkette oder Registrierschreiber) darstellbare Frequenzdifferenz wird sich jeweils in Abhängigkeit von der Flußgeschwindigkeit ändern. Somit ist das Prinzip der einfachen Doppler-Ultraschallsonographie hinreichend erklärt.

Der Doppler-Effekt läßt sich mathematisch wie folgt beschreiben:

$fe - fo = fd$
fe = Empfangsfrequenz
fo = Sendefrequenz
fd = Doppler-Shift

Die Sendefrequenz fo des Gerätes ist vorgegeben und bekannt. Der Doppler-Shift fd läßt sich am Gerät ablesen.
Darüber hinaus gilt für den Doppler-Shift:

$$fd = \frac{2 \cdot v \cdot fo \cdot \cos\alpha}{c}$$

v = Erythrozytengeschwindigkeit
fo = Sendefrequenz
$\cos\alpha$ = Winkel zwischen Gefäß- und Schallstrahlachse
c = Schallgeschwindigkeit

Löst man diese Gleichung nach der Erythrozytengeschwindigkeit v auf, ergibt sich:

$$v = \frac{fd \cdot c}{2 \cdot fo \cdot \cos\alpha}$$

Zur Berechnung der Strömungsgeschwindigkeit sind aber teure Duplex-Scanner notwendig, um zu einer Darstellung des Winkels zwischen Schallsonde und Gefäßachse zu gelangen.

Bei der Directional-Ultraschall-Doppler-Sonographie erlaubt eine elektronische Schaltung, den Doppler-Shift auch hinsichtlich seines positiven oder negativen Vorzeichens zu differenzieren:

- Fließen die Erythrozyten auf die Ultraschallsonde zu, wird die von den Erythrozyten reflektierte Schallwelle eine *höhere Frequenz* aufweisen, der Doppler-Shift hat ein positives Vorzeichen.
- Fließen die Erythrozyten von der Schallsonde weg, werden die von den Erythrozyten reflektierten Schallwellen eine *niedere Frequenz* aufweisen, der Doppler-Shift erhält ein negatives Vorzeichen.

  Hier ist die Möglichkeit gegeben, nicht nur einen Blutstrom zu detektieren, sondern auch seine *Flußrichtung zu bestimmen.*
- Geräte mit Sendefrequenzen zwischen 8 und 10 MHz eignen sich zur Untersuchung *oberflächlich gelegener Gefäße,* wie beispielsweise die Fingerarterien oder die Augenwinkel- bzw. periorbitalen Gefäße.
- Tiefere Frequenzen zwischen 4 und 5 MHz werden benötigt für Untersuchungen *tiefliegender Gefäße* wie die Arteria carotis am Hals oder die Vena femoralis in der Leistenbeuge (Tabelle 2).

Tabelle 2. Zu wählende Sende-Frequenz des Doppler-Gerätes in Abhängigkeit von der Lage der zu untersuchenden Gefäße.

Doppler-Sonde	
Hohe Frequenz (8–10 MHz)	– oberflächliche Gefäße
Niedrige Frequenz (2–5 MHz)	– tiefliegende Gefäße

Ausblick

Bis hierher wurden die Grundlagen für den Standard der Doppler-Sonographie mit kontinuierlicher Schallemission (Continuouswave = CW-Geräte) besprochen. Beim *gepulsten Doppler-Verfahren* läßt man den Doppler-Effekt Anwendung nach dem Echo-Lot-Prinzip finden. Nach Abstrahlen eines kurzen Ultraschallwellen-Impulses tritt in Abhängigkeit von der Geschwindigkeit des getroffenen Erythrozyten ein Doppler-Effekt auf; eine sogenannte elektrische Torschaltung am Empfänger erlaubt im Idealfalle den Empfänger nur für die Laufzeit vom betroffenen Erythrozyten bis zum Empfänger offen zu halten, so daß nur der von diesem Erythrozyten hervorgerufene Doppler-Effekt zur Registrierung kommt. Tatsächlich liegt das Sammelvolumen in der Größenordnung von 1–3 mm^3.

Während es mit diesen einkanaligen gepulsten Doppler-Geräten gelingt, punktförmig im Gefäßrohr den Blutfluß zu untersuchen, kann mit mehrkanaligen Geräten die Blutflußgeschwindigkeit simultan an mehreren Punkten untersucht werden, so daß man die aus der Physiologie bekannten parabelförmigen Strömungsprofile im Gefäßrohr registrieren kann. Dabei liegen niedrige Strömungsgeschwindigkeiten nahe der Gefäßwand vor, währenddem im Gefäßzentrum schnelle Strömungsgeschwindigkeiten vorkommen. Bei Gefäßwandläsionen kommt es dann zu Änderungen des Strömungsprofiles.

Bei den Duplex-Scannern hat man das Prinzip des einkanaligen gepulsten Doppler mit dem von der Oberbauchsonographie her bekannten zweidimensionalen B-Bildverfahren kombiniert.

- Hierdurch wird ermöglicht, daß der Doppler-Meßpunkt entsprechend dem im B-Bildverfahren wiedergegebenen *anatomischen Substrat* an verschiedene Orte zu steuern ist.
- Darüber hinaus kann bei diesen Verfahren der Winkel zwischen Gefäßachse und Ultraschallstrahlachse bestimmt werden, so daß man die *Flußgeschwindigkeit in cm/s* angeben kann.
- Ferner kann nach Ausmessen des Gefäßradius im B-Bild auch das *Blutminutenvolumen in ml/min* gemessen werden.

2 Apparative Ausstattung

2.1 Nicht-directionale Doppler-Geräte

Bei den nicht-directionalen Geräten ist zwischen einfachen *Taschengeräten* und etwas größeren Geräten zu unterscheiden. Beide Gerätetypen finden die gleiche Anwendung. Wenn sich diese Geräte zur Hirnkreislaufdiagnostik nicht eignen, reichen sie zur Bestimmung der *poststenotischen Druckwerte:*

- *systolischer Knöcheldruck*
- *Fingerarteriendruck*

Darüber hinaus kann mit solchen einfachen und billigen Geräten die gesamte *phlebologische Diagnostik* durchgeführt werden

- wie Nachweis der *Saphenainsuffizienz,*
- der in der pathophysiologischen und auch chirurgischen Betrachtungsweise so wichtigen *Perforantesinsuffizienz,*
- aber auch die *Frühdiagnose von Thrombosen* im Becken- und Oberschenkelbereich gelingt schon mit dieser einfachen technischen Ausstattung.

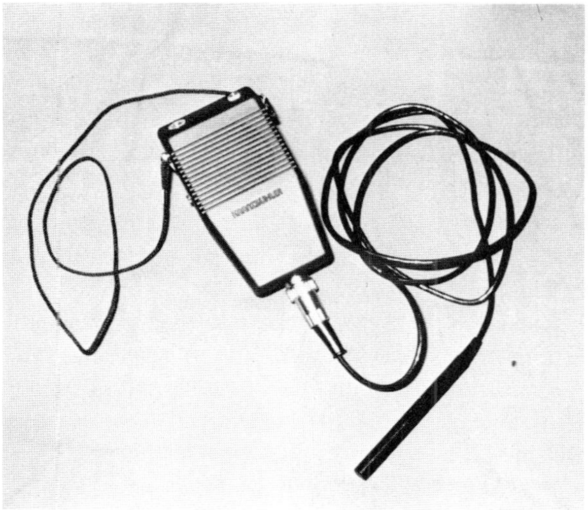

Abb. 3: Unidirektionales Taschen-Doppler-Gerät. Darstellung des Doppler-Shiftes über Lautsprecher. Dopplersonde mit 8 MHz. Kranzbühler/Solingen.

Die Taschengeräte beziehen ihre Energieversorgung aus Batterien oder wiederaufladbaren Akkus. Die Dopplereffektwiedergabe erfolgt bei den Taschengeräten ausschließlich akustisch entweder über von manchen Untersuchern bevorzugte Kopfhörer oder auch über einen Lautsprecher. An einigen Geräten ist sowohl die Möglichkeit der Lautsprecher- als auch der Ohrhörer-Wiedergabe gegeben (Abb. 3).

Von den portablen unidirectionalen Geräten empfehlen sich insbesondere solche, die auch noch zusätzlich Sonden mit unterschiedlichen Schallfrequenzen aufweisen (Abb. 4).

> *Für ein Taschengerät wird man sich dann entscheiden, wenn man unter Verzicht auf die Hirnkreislaufdiagnostik Dopplersonographische Befunde der peripheren Arterien und Venen erheben will.*

2.2 Bidirectionale Ultraschall-Geräte

Beim bidirectionalen Doppler haben wir den Apparate-Typus vor uns, der zur *Hirnkreislaufdiagnostik* unersetzlich ist. Die bidirectionale Doppler-Ultrasonographie erlaubt neben der Detektion des Blutflusses auch die Richtungsbestimmung (richtungsanzeigender Doppler).

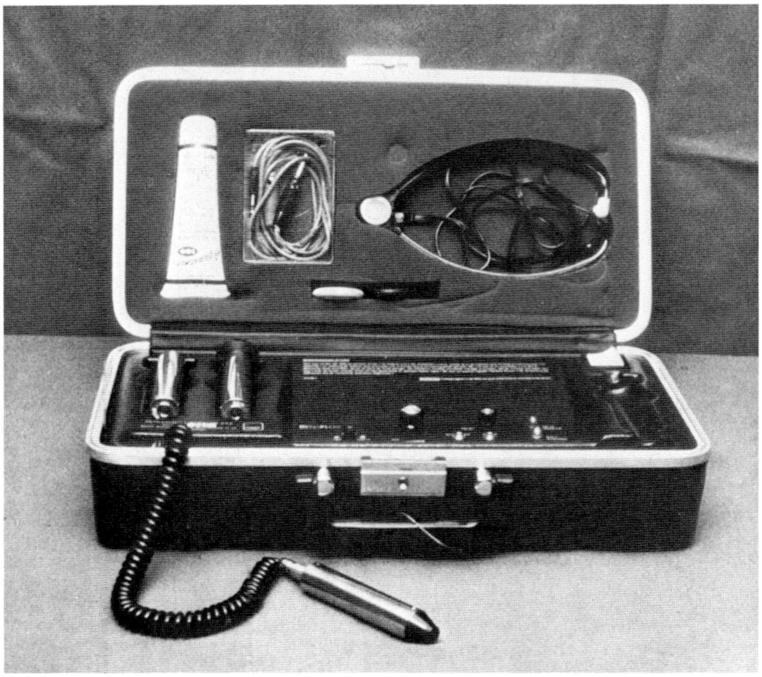

Abb. 4: Uni-direktionales Doppler-Gerät mit 2 MHz, 4 MHz und 8 MHz-Sonden. Lautsprecher integriert, alternativ akustische Doppler-Signal-Wiedergabe auch über Kopfhörer möglich. Sanol-Schwarz-Mohnheim.

Bei diesen Apparate-Typen hat man verschiedene Ausbaustufen zu unterscheiden. Bei dem heutigen Stand des Wissens und der Technik sind Ein-Frequenz-Geräte nicht mehr zu empfehlen.

Zum Standard zählen heute Zwei-Frequenz-Apparate mit zum Beispiel 4 und 8 MHz (Abb. 5), so daß man oberflächlich und tiefliegende Gefäße mit ein und demselben Gerät untersuchen kann.

Währenddem ältere Typen den Doppler-Shift in kHz auf einem trägen *Galvanometer* angeben, ermöglichen neueste Entwicklungen eine Zeit-reale (Realtime) Angabe des Doppler-Shift mit Hilfe einer *Leuchtdiodenkette.* In cm/s geeichte Galvanometer sind deshalb nicht zu empfehlen, weil sie eine quantitative Angabe vorspiegeln, die jedoch aus prinzipiellen Gründen nicht möglich ist, da die zur Blutflußbestimmung notwendige Winkelgröße zwischen Gefäßachse und Ultraschallsonde nicht bestimmbar ist. Integraler Bestandteil eines directionalen Doppler-Ultraschall-Apparates sollte heute ein *Stereo-Lautsprechersystem* sein, oder doch die Möglichkeit des Anschlusses eines Stereokopfhörers bieten, so daß die Vorfluß- und Rückfluß-Komponente auf differenten Lautsprecherkanälen darstellbar wird.

Der energetischen Batterie-Versorgung von directionalen Geräten sind dann Grenzen gesetzt, wenn energieverzehrende Zusatzteile wie Lautsprecher und Registrierschreiber integriert sind. Dann empfiehlt sich eine *Energieversorgung vom Netz* her.

Nickelkadniumakkumulatoren haben sich uns in der Praxis nicht bewährt, zum einen, weil sie reparaturanfällig sind, und zum anderen relativ schnell vom Betriebs- in den Entladezustand übergehen und dann lange Zeit (mehrere Stunden) zum Wiederaufladen benötigen.

Die directionalen Ultraschall-Doppler-Geräte werden meist in gleicher Bauart mit und ohne integriertem Registrierschreiber angeboten. Bei

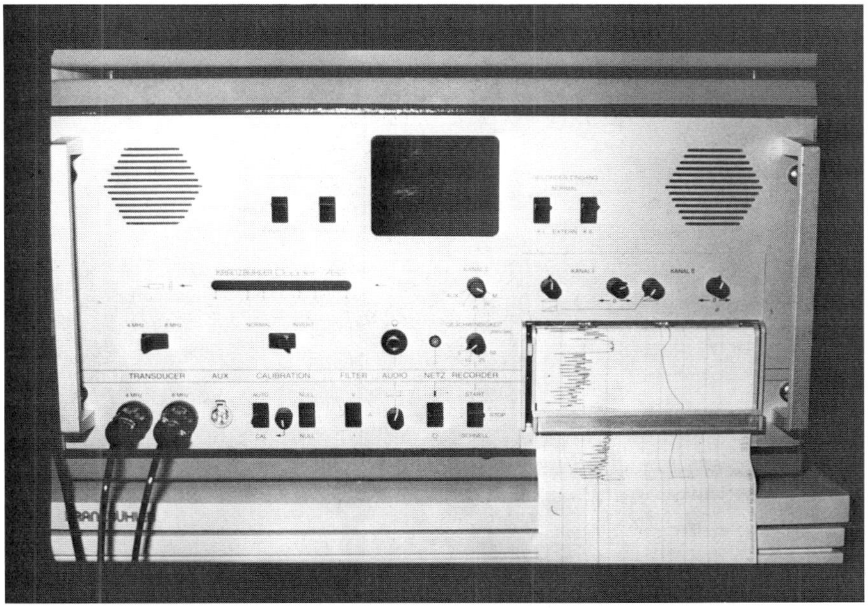

Abb. 5: Bidirektionales Doppler-Sonographie-Gerät mit 4 und 8 MHz-Sonden. In der Bildmitte ein Speicheroscilloskop zwischen zwei Stereo-Lautsprechern. Darüber hinaus kann der Doppler-Shift über eine Leuchtdiodenkette und über einen Zwei-Kanal-Registrierschreiber dargestellt werden. Kranzbühler-Solingen.

Vorhandensein eines Registrierschreibers (Elektrocardiograph oder Elektroenzephalograph) kann das Doppler-Gerät über einen Gleichstromeingang angeschlossen werden. Bei mehrkanaligen Registrierschreibern kann auf einem Kanal permanent als Bezugslinie die Nullströmung mitregistriert werden, währenddem auf dem zweiten Kanal instantan die Blutflußsignale aufgezeichnet werden. Geräteintegrierte Schreiber werden als Ein- und Zwei-Kanal-Geräte angeboten. *Dabei erweisen sich Einkanal-Geräte als völlig ausreichend;* ein zweiter Kanal erscheint nur dann sinnvoll, wenn auch externe Geräte wie ein zweikanaliger Lichtplethysmograph oder Pulsoscillograph angeschlossen werden. Die Registrierschreiber sollten mindestens zwei Papiertransportgeschwindigkeiten besitzen: einen langsamen Papiervorschub von 5 oder 10 mm/s und einen schnelleren von 25 oder 50 mm/s. Ein Fußschalter zur Bedienung des Registrierschreibers läßt auch die zweite Hand frei für die eigentliche Untersuchung und erlaubt ein bequemes Arbeiten, so daß auf ihn nicht verzichtet werden sollte.

Ein Oscilloskop zur instantanen Beobachtung der Blutflußkurven ist nicht obligater Bestandteil eines Doppler-Meßplatzes. Die Investitionskosten amortisieren sich nur langsam, dadurch daß der Registrierpapierverbrauch beschränkt wird. Für Ausbildungszwecke ist jedoch eine solche Zusatzeinrichtung, insbesondere wenn es sich um ein Speicheroscilloskop handelt, durchaus zu empfehlen.

Bei der Geräteanschaffung sollten unbedingt die Geräterichtlinien der Kassenärztlichen Vereinigung Beachtung finden.

3 Extremitätenarterien

Die Dopplersonographische Untersuchung der Extremitätenarterien ist am einfachsten durchzuführen und zu beurteilen. Mit der Doppler-sonographischen Messung von poststenotischen beziehungsweise postokklusiven Druckwerten ist uns eine einfache, billige und nur mit geringstem Zeitaufwand durchzuführende Methode an die Hand gegeben, die eine echte Quantifizierung einer vorliegenden Durchblutungsstörung erlaubt.

- *Nicht mehr tastbare Gefäße sind leicht durch die Dopplersonde aufzuspüren und somit auch einer nichtinvasiven Druckmessung zugänglich*

Solche Druckmessungen sind überall da durchführbar, wo das Anbringen entsprechender Blutdruckmanschetten möglich ist; so kann man auch mit 24 mm breiten Fingermanschetten im Bereich der Grund- und Mittel-Phalanx angebracht jeweils an der radialen oder ulnaren Fingerarterie den Druck bestimmen, und somit werden dann erstmals auch digitale Eingefäßerkrankungen, die oft der nichtinvasiven Diagnostik entgehen, auch unblutig diagnostizierbar.

> Hingegen sind Befunde wenig hilfreich, in denen mit Hilfe einer modernen Technik versucht wird, Unsicherheit zu kaschieren; beispielsweise lautend „Fußpulse nicht tastbar, aber mit der Dopplersonde noch nachweisbar". *Die Doppler-Sonographie will, kann und darf nicht die gründliche klinische Untersuchung ersetzen.*

3.1 Pathophysiologische Grundlagen

Normalerweise werden im Bereich der Knöchelarterien höhere Blutdruckwerte als in der Ellenbeuge, der als systemischer Blutdruck gilt, gemessen. Dieses Phänomen wird dadurch erklärt, daß es über die lange Gefäßstrecke zu einer Summation von Pulswellenreflektionen kommt, die dann in der Peripherie zu dieser Drucküberhöhung führen.

Dadurch, daß es hinter einer hämodynamisch wirksamen Stenose oder hinter einem Verschluß zu einer Erniedrigung des Gefäßwiderstandes infolge ischämischer Detonisierung der Arteriolen kommt, sinkt der postokklusive Druck ab.

- *Solche postokklusiven Druckerniedrigungen finden sich schon im Stadium I einer arteriellen Verschlußkrankheit,* währenddem quantitative Durchblutungsmessungen in Ruhe oft noch bis in das Stadium III mit normalen Werten einhergehen können.

Nach einer Arbeitsbelastung der Beinmuskulatur verhalten sich Druck und Durchblutung spiegelbildlich.

- Während der einsetzenden reaktiven *Hyperämie* kommt es auch beim Gesunden zu einem *Druckabfall in den Arterien* des betroffenen Beines, währenddem die *Durchblutung stark zunimmt.*

  Dabei ist der Druckabfall wiederum durch eine Detonisierung im Bereich der Mikrozirkulation durch anfallende Stoffwechselmetabolite erklärt.
- Allerdings unterscheiden sich Gesunde und Verschlußkranke beim Belastungstest dadurch,

daß bei Gesunden bereits eine Minute nach Beendigung der Belastung wieder 90% des systemischen Blutdrucks, der am Arm gemessen wird, erreicht ist.

Dabei muß darauf hingewiesen werden, daß natürlich auch durch den Belastungstest selbst, der prinzipiell einen Arbeitsversuch darstellt, es zu einer Anhebung des systemischen Blutdrucks kommen kann.

Die Blutflußgeschwindigkeit zeigt während eines Herzzyklus einen sehr raschen Anstieg zu einer systolischen Spitzengeschwindigkeit; danach kommt es zu einem verzögerten Abfall der Blutflußgeschwindigkeit und dann tritt ein *postsystolischer Blutströmungsrückfluß* auf, der nur von kurzer Dauer ist, dann tritt im weiteren Verlauf der Diastole wieder eine geringe positive vorwärts gerichtete Flußgeschwindigkeit auf.

- Liegt ein *hämodynamisch bedeutsamer Gefäßprozeß* vor, so kommt es im postokklusiven Gefäßbereich zu einer *Widerstandserniedrigung,* und zwar so stark, daß die *Blutflußgeschwindigkeit* auch postsystolisch nur noch *vorwärts* gerichtet ist.
- Wird die Blutflußgeschwindigkeitsbestimmung hingegen proximal eines hämodynamisch signifikanten Gefäßprozesses vorgenommen, wie zum Beispiel bei einem *Carotis-interna-Prozeß* an der A. carotis communis, so wird sich die *Blutflußgeschwindigkeit* insbesondere in der Diastole reduzieren.

3.2 Klinik

Die arterielle Verschlußkrankheit der unteren Extremitäten – welcher Genese auch immer – wird in vier Stadien nach Fontaine unterteilt.

- *Im Stadium I* findet sich objektiv ein pathologischer Pulstast- oder Gefäßauskultationsbefund, jedoch subjektiv *keine Beschwerden.*
- *Im Stadium II* findet sich neben dem klinisch-angiologischen Befund anamnestisch eine *Claudicatio intermittens.*
- *Das Stadium III* ist durch *Ruheschmerz* gekennzeichnet.
- *Im Stadium IV* finden wir neben einem pathologischen Puls- und/oder Gefäßauskultationsbefund eine *ischämisch-trophische Läsion* meist im Bereich der Zehen und des Vorfußes.

Diese Einteilung berücksichtigt ganz praktische Gesichtspunkte.

- *Im beschwerdefreien Stadium I* wird keine Indikation zur Angiographie gestellt, da gefäßchirurgisch-rekonstruktive Maßnahmen nicht indiziert sind; in diesem Stadium kommen nur prophylaktische Maßnahmen wie Beherrschung der Risikofaktoren, allenfalls noch eine Sekundärprophylaxe mit Thrombozytenaggregationshemmern in Frage.
- *Das Stadium II* wird noch in a und b unterteilt, in Abhängigkeit von der beschwerdefreien Gehstrecke, wobei:
  im Stadium II b die Gehstrecke so weit reduziert ist – unter 100 Meter –, daß ein gefäßchirurgisch-rekonstruktiver Eingriff prinzipiell zur Diskussion steht.
- *Im Stadium III und IV* ist gleichfalls prinzipiell immer die Indikation zur Angiographie im Hinblick auf einen anzustrebenden gefäßchirurgisch-rekonstruktiven Eingriff angezeigt. Darüber hinaus besagt Stadium III und IV, daß der Patient *nicht mehr ambulant* geführt werden kann, da durch weitere Muskelbelastungen es zu einer Blutumverteilung zugunsten der ischämischen Muskulatur und zuungunsten der Haut kommen kann, so daß sich Gangränen verschlimmern oder gar erst manifestieren können.

Diese klinische Stadien-Einteilung macht natürlich auch, soweit sich der klinische Verlauf zwischen zwei verschiedenen Stadien bewegt, eine Beurteilung der therapeutischen Bemühungen oder auch des Spontanverlaufs möglich. Darüber hinaus brauchen wir quantitative Methoden, um auch eine Verlaufsbeschreibung innerhalb eines Stadiums vornehmen zu können. Gerade hierzu eignet sich besonders gut die Doppler-sonographische Untersuchung der Extremitätenarterien mit Messung des postokklusiven Druckes.

Zur Lokalisationsdiagnostik hingegen wird die Dopplersonographische Untersuchung gelegentlich nur zusätzliche Informationen beitragen, währenddem die klinische Untersuchung mit Gefäßpalpation und Gefäßauskultation sowie das Ableiten eines mechanischen Stufenoscillogramms meistens eine ausreichende Lokalisation der Verschlußkrankheit zuläßt.

Wir unterscheiden im Bereich der unteren Extremitäten eine Verschlußkrankheit vom:

Beckentyp,
Oberschenkeltyp,
peripheren Typ,
akralen Typ,
Mehretagen-Typ.

Dabei sind die Verschlußtypen klinisch so gekennzeichnet, daß der Pulsausfall erst hinter der befallenen Gefäßetage nachweisbar ist, so:
beim Beckentyp in der Leiste,
beim Oberschenkeltyp in der Kniekehle,
beim peripheren Typ in Knöchelhöhe.

Die oscillographischen Kurven werden erst in dem dem Verschluß folgenden Segment pathologisch. Wir finden also:
beim Beckentyp ein pathologisches Oscillogramm am Oberschenkel,
beim Oberschenkeltyp an der Wade,
beim peripheren Typ am Knöchel und am Fuß.

- Ein vorliegendes Gefäßgeräusch kann ein Hinweis auf eine zugrunde liegende *Stenose* sein.
- Ein fehlendes Gefäßgeräusch schließt einerseits einen Gefäßprozeß keineswegs aus, ist andererseits auch kein sicheres Indiz für das Vorliegen eines *kompletten Verschlusses.*

  Gute Hinweise kann die Gefäßauskultation aber bei der Durchführung einer thrombolytischen Therapie geben: Wenn unter Thrombolyse plötzlich ein Gefäßgeräusch auftritt, ist dies ein Hinweis darauf, daß eine Lumeneröffnung stattgefunden hat.

Gerade wenn die in einer Ebene durchgeführte Arteriographie die für den Gefäßchirurgen wichtige Frage der hämodynamischen Bedeutsamkeit einer zusätzlich vorgeschalteten Stenose nicht erlaubt, so kann doch die Doppler-sonographische Untersuchung hier in vielen Fällen weiterhelfen.

3.3 Systolischer Knöcheldruck

Wird die *Dopplersonde als Stethoskop* verwendet, ist mit Hilfe eines einfachen Blutdruckmeßgerätes die *Blutdruckmessung* möglich und zwar auch hinter stenosierten oder verschlossenen Gefäßen. So hat sich in der angiologischen Diagnostik die Messung des systolischen Knöcheldrucks bei *arterieller Verschlußkrankheit* der Beine bewährt (Poststenotischer Druck).

Der Schweregrad einer arteriellen Verschlußkrankheit läßt sich in hervorragender Weise durch die Bestimmung des *systolischen Knöcheldrucks* quantifizieren:

- bei einem poststenotischen Druck von *mehr als 100 mm Hg* sprechen wir von einer *sehr gut* kompensierten arteriellen Verschlußkrankheit.
- Eine hämodynamische *gute* Kompensation gibt sich durch Druckwerte zwischen *80 und 100 mm Hg* zu erkennen.
- Systolische Knöcheldrücke zwischen *60 und 80 mm Hg* sind noch als *befriedigend* anzusehen.
- Ein systolischer Knöcheldruck *unter 60 mm Hg* gilt als *kritisch,* das Stadium der hämodynamischen Dekompensation ist erreicht; Ruheschmerz oder Gangrän drohen oder liegen gar schon vor. Intensive angiologisch-therapeutische Maßnahmen müssen allerspätestens jetzt einsetzen. (Tabelle 3 u. Abb. 6)

Tabelle 3 Beziehung zwischen dem Schweregrad einer peripheren arteriellen Verschlußkrankheit und der Höhe des systolischen Knöcheldruckes.

Systolischer Knöcheldruck	Schwergrad der AVK
> 100 mm Hg	sehr gut kompensiert
80–100 mm Hg	gut kompensiert
60– 80 mm Hg	noch ausreichend kompensiert
< 60 mm Hg	dekompensiert

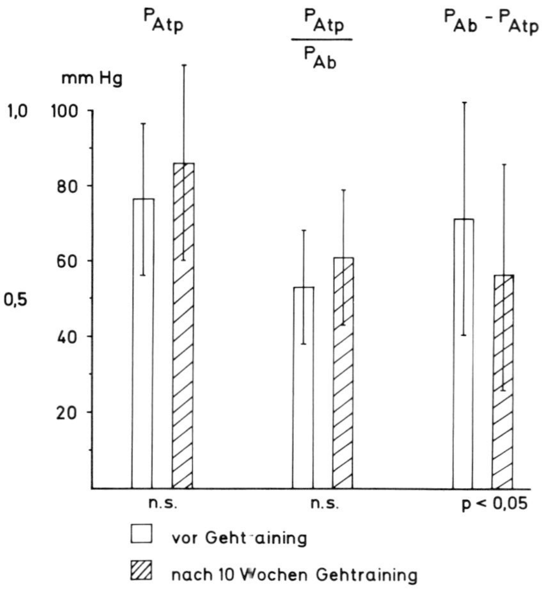

Abb. 6: Der Einfluß eines Gehrtrainings von 10 Wochen auf den systolischen Knöcheldruck (P_{Atp}), den Druck-Quotienten (P_{Atp}/P_{Ab}) und den Druckgradienten ($P_{Ab} - P_{Atp}$).

3.4 Druckquotient

Neben der genannten Beurteilung der absolut gemessenen systolischen Knöcheldruckwerte ist die Angabe eines *Druckquotienten* aus Werten der A. tibialis posterior und A. brachialis üblich. Durch Pulswellenreflektion über die lange Gefäßstrecke wird beim Gefäßgesunden ein höherer Wert am Knöchel als am Arm gemessen, so daß der genannte Quotient Werte über 1 annimmt.

- Werte *unter 1* zeigen das Vorliegen einer vorgeschalteten hämodynamisch wirksamen Obstruktion der Beinarterien an.
- Der kritische Wert ist beim Quotienten von 0,5 anzunehmen. (Tabelle 4 u. Abb. 6)

Tabelle 4. Bei Angabe eines Druckquotienten wird die Beurteilung des systolischen Knöcheldrucks unter Berücksichtigung des System-Blutdruckes möglich. Ein systolischer Knöcheldruck von 80 mm Hg hat bei einem Systemdruck von 120 mm Hg eine andere Bedeutung als bei einem von 180 mm Hg.

Druckquotient

PA. tibialis posterior/PA. brachialis	
normal	pathologisch
≥ 1,0	< 1,0

3.5 Druckgradient

Auch ist es üblich, einen Druckgradienten anzugeben. Hiermit ist die Druckdifferenz zwischen dem der A. brachialis und dem der A. tibialis posterior oder auch der A. dorsalis pedis gemeint.

- Eine Druckdifferenz von *10 mm Hg* ist beweisend für das Vorliegen einer *arteriellen Verschlußkrankheit.* Beim Gesunden wird der Gradient immer ein negatives Vorzeichen tragen.
- Nimmt der Gradient eine Größe von *−40* und mehr an, muß der Verdacht auf eine *Pseudohypertonie bei Mediasklerose* geäußert werden (Tabelle 5 u. Abb. 6).

Tabelle 5. Die Messung einer Druckdifferenz zwischen systolischem Knöcheldruck und dem Systemdruck erlaubt wie der Druckquotient eine genauere Beurteilung einer vorliegenden arteriellen Verschlußkrankheit.

Druckgradient

PA. brachialis – PA. tibialis posterior	
normal	pathologisch
< 0 mm Hg	> 10 mm Hg

3.6 Segmentmessung

Es muß hier unterstrichen werden, daß nicht der Blutdruck am Ort des Detektors gemessen wird, sondern immer nur der Druck unter der Druckmanschette.

Läßt man die Dopplersonde also im Bereich der A. tibialis posterior positioniert und liest den Druck an einer am Oberschenkel plazierten Manschette ab, so wird der systolische Druck in der Femoralarterie bestimmt. Somit werden auf der anderen Seite natürlich auch Segmentmessungen ermöglicht.

- So gibt ein Druckgradient zwischen Armarteriendruck und Femoralarteriendruck Auskunft über das Vorliegen einer *hämodynamisch* bedeutsamen Verschlußkrankheit vom Bekkentyp,
- während ein zusätzlicher Druckgradient zwischen Femoralarterie und Knöchelarterien einen Hinweis auf einen zusätzlichen Gefäßprozeß im Bereich der A. femoralis superficialis und der Unterschenkelarterien geben kann.

3.7 Belastungsteste

Alle Belastungsteste haben das Ziel, einen während reaktiver Hyperämie auftretenden Druckabfall zu quantifizieren. Die Belastung kann auf dem Laufbandergometer erfolgen, man kann Zehenstandsübungen durchführen lassen oder durch eine dreiminütige arterielle Sperre in einer Oberschenkelmanschette die reaktive Hyperämie auslösen.

Die Durchführung eines Belastungstestes ist immer dann indiziert, wenn mit klinischer Untersuchung und mit Bestimmung des Ruhedrucks das Vorliegen einer vermuteten Verschlußkrankheit nicht zu sichern ist.

Dabei ist zu berücksichtigen, daß in der Routine eine simultane Messung von Armarteriendruck und systolischem Knöcheldruck nicht erfolgt, so daß sich hier schon Fehler einschleichen können, die keine exakte Bestimmung eines positiven oder negativen Druckdifferenzgradienten erlauben.

Eine Minute nach Ende der Belastung erreicht der systolische Knöcheldruck wieder mindestens 90% des Ruhewertes beim Gesunden.

- *Dauert der Wiederanstieg des systolischen Knöcheldruckes länger als 60 Sekunden, liegt eine periphere arterielle Verschlußkrankheit vor (Abb. 7).*

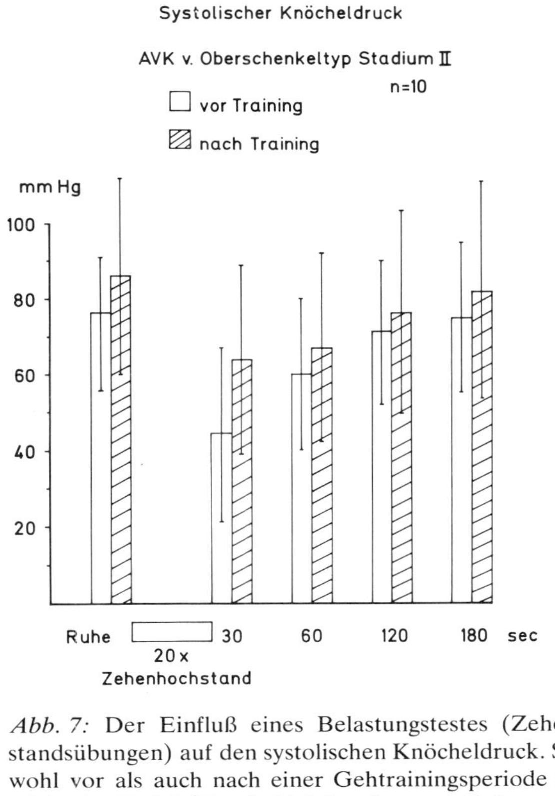

Abb. 7: Der Einfluß eines Belastungstestes (Zehenstandsübungen) auf den systolischen Knöcheldruck. Sowohl vor als auch nach einer Gehtrainingsperiode erreicht der Knöcheldruck 60 Sekunden nach Belastungsende weniger als 90% des Ruhewertes.

3.8 Grenzen und Fehlerquellen

Die Übereinstimmung des mit Hilfe der Doppler-Technik gemessenen mit dem blutig gemessenen Druckwert ist gut.

- *Eine diagnostisch verwertbare Korrelation des systolischen Knöcheldruckes mit der freien Gehstrecke besteht nicht. (Abb. 8)*

Dies beruht darauf, daß die claudicatiofreie Gehstrecke nicht allein von der Hämodynamik, sondern auch vom Trainingszustand der belasteten Muskulatur und von der Gehtechnik abhängig ist.

Die möglichen *Fehlerquellen* der Doppler-Meßtechnik (Tabelle 6) sind leicht erkennbar:

Tabelle 6. Fehlerquellen bei der Messung des systolischen Knöcheldrucks.

Ödem
Mediasklerose
Wert < 30 mm Hg
Manschette proximal des Gefäßverschlusses

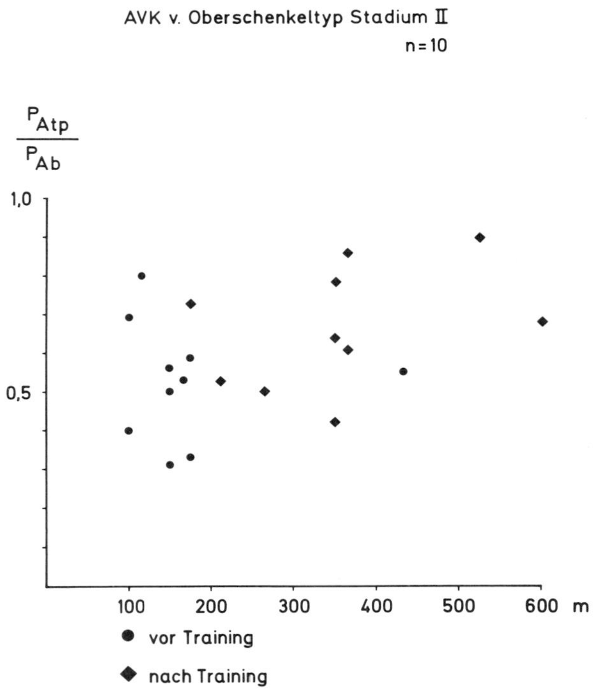

Abb. 8: Im Stadium der Claudicatio intermittens besteht keine Beziehung zwischen systolischem Knöcheldruck und beschwerdefreier Gehstrecke.

- bei vorliegendem Beinödem erfolgt die arterielle Drosselung bei zu hohen Manschettendruckwerten.
- Infolge Inkompressibilität der durch Mediasklerose insbesondere bei Diabetikern versteiften Gefäßwände werden ebenfalls zu hohe Werte gemessen, und so kann bei Diabetikern trotz normaler systolischer Knöcheldruckwerte durchaus eine arterielle Verschlußkrankheit vorliegen.

  Deshalb sollte der Untersucher bei der Knöcheldruckmessung auch immer eine akustische Analyse des Dopplersignales vornehmen. Darüber hinaus wollen wir auch hier darauf hinweisen, daß die nicht-invasive angiologische Diagnostik sich nicht auf die Doppler-Technik beschränken kann, sondern daß gerade solche Fälle ganz besonders das Anfertigen von akralen Pulskurven – zum Beispiel mit der Photoplethysmographie – erfordern.

- Blutdruckwerte unter 30 mm Hg können mit der Doppler-Technik nicht mehr gemessen werden, da dann eine für den Dopplereffekt erforderliche Mindestgeschwindigkeit des Erythrozytenflusses unterschritten wird, wobei diese Größe insbesondere von der Sendefrequenz des Gerätes abhängig ist.

3.9 Praktisches Vorgehen

Die Dopplersonde wird mit Kontaktgel versehen – keinesfalls Elektrodencreme, die zu irreversiblen Schäden der Sende- und Empfangskristalle führen würde – und im Bereich des interessierenden Gefäßes, routinemäßig also im Bereich der A. tibialis posterior am medialen Malleolus und über der A. dorsalis pedis auf dem Fußrücken zwischen dem ersten und zweiten Strahl verlaufend aufgesetzt und so lange verschoben, bis ein typisches arterielles Signal erhalten wird.

- Das *venöse Dopplersignal* erinnert an ein pulsfrequenzunabhängig langgezogenes atemabhängig auf- und abschwellendes Windheulen,
- das *arterielle Signal* tritt pulssynchron mit peitschenhiebartigem Charakter auf.

Dabei ist das Blutflußsignal auch akustisch durch einen frühsystolischen Peak sowie zwei (diastolische) Nachschwankungen gekennzeichnet. Im Bereich einiger peripherer Arterien zeigt das Signal physiologischerweise, wenn direktional untersucht wird, eine postsystolische Rückflußkomponente.

Sobald das arterielle Signal im Bereich der A. tibialis posterior erkannt worden ist, wird eine oberhalb des Knöchels gelegene Blutdruckmanschette auf etwa 200–250 mm Hg aufgeblasen, bis das Signal erlischt, und sodann wird der Druck langsam abgelassen: *Unter Wahrnehmung des ersten Wiederauftretens eines arteriellen Dopplersignales wird der systolische Druck am Druckmanometer abgelesen (Abb. 9).*

Beim Belastungstest soll sich der Patient mindestens 15 Minuten auf einer Liege adaptieren können, dann wird wie oben beschrieben der systolische Knöcheldruck und der Armarteriendruck bestimmt. Der Patient begibt sich dann zum Laufbandergometer, auf dem bei einer Gehgeschwindigkeit von 3,2 km/h und einer Steigung von

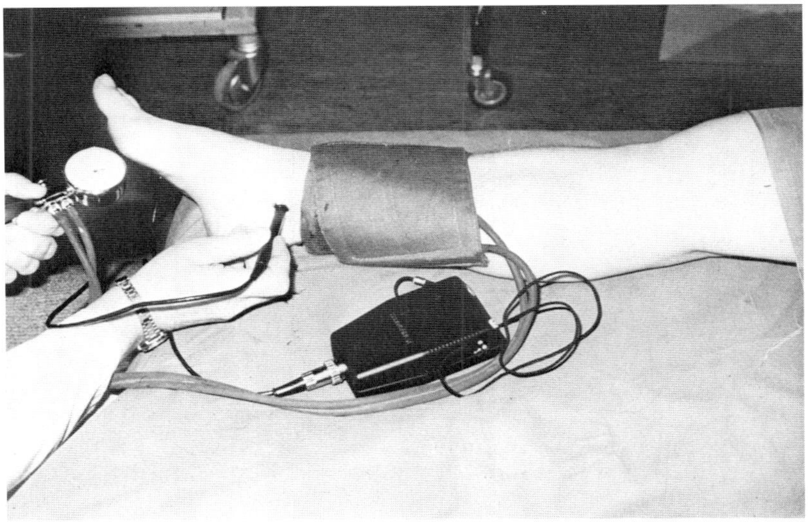

Abb. 9: Messung des systolischen Knöcheldrucks.

12,5 Grad 100 Meter zurückzulegen sind. Sodann muß sich der Patient wieder schnell auf die Liege begeben, und es wird wieder der systolische Knöcheldruck im 30-sec-Abstand bestimmt.

- *Ist nach einer Minute der systolische Knöcheldruck noch nicht wieder auf 90% des Armarteriendruckes angestiegen, liegt ein pathologischer Befund vor.*

Auch wenn die Belastung in Form von 30 Zehenstandsübungen während 60 s durchgeführt wird, geht eine Bestimmung des systolischen Knöcheldrucks auf der Untersuchungsliege voraus. Auch nach Durchführung dieses Tests muß nach einer Minute der systolische Knöcheldruck 90% des Armarteriendruckes wieder erreicht haben, andernfalls liegt ein pathologischer Befund im Sinne einer arteriellen Verschlußkrankheit vor.

Ist die Mobilisierung des Patienten nicht möglich und ist dennoch eine ausgiebige angiologische Diagnostik indiziert, so kann der Belastungstest auch durch Auslösung einer reaktiven Hyperämie durch eine dreiminütige arterielle Sperre mit Hilfe einer Oberschenkelmanschette durchgeführt werden.

- Nach Ablassen des Druckes in der Oberschenkelmanschette sollen nicht mehr als 60 Sekunden vergehen, bis der systolische Knöcheldruck 90% des Armarteriendruckes wieder erreicht.

Zur Messung des Fingerarteriendruckes muß das Blutdruckmeßgerät mit einer 24 mm breiten Meßmanschette verbunden werden. Nach Detektion sowohl der radialen als auch der ulnaren Fingerarterie kann der systolische Druck in Höhe der Grund- und Mittelphalanx (Manschetten-Position!) bestimmt werden (Abb. 10).

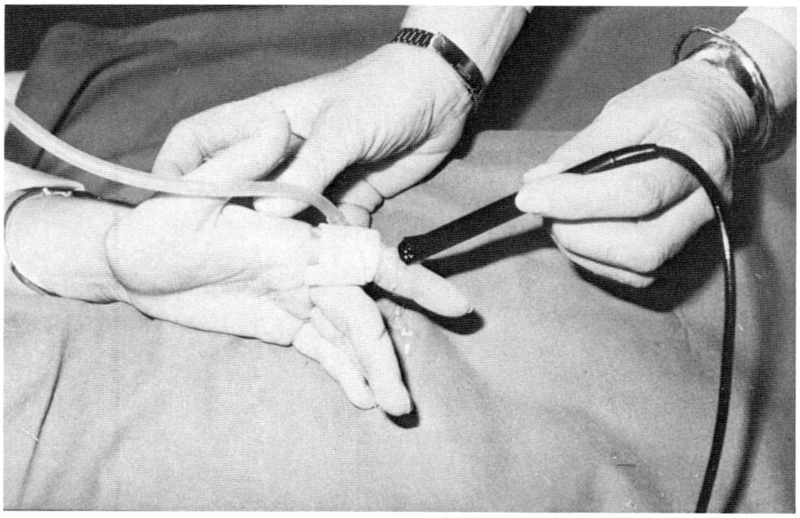

Abb. 10: Messung des Fingerarteriendruckes.

3.10 Doppler-Signal-Analyse

Für diese Untersuchungstechnik ist die Verwendung von *bidirectionalen Doppler-Geräten mit Registriermöglichkeit* zwingend notwendig. Die Doppler-Fluß-Signale werden bei einem Papiervorschub von 25 mm/s oder 50 mm/s registriert.

Eine deutliche *postsystolische Rückflußkomponente* weisen physiologischerweise:
A. subclavia,
A. brachialis,
A. femoralis,
A. poplitea auf (Abb. 11).

Wird das Doppler-Signal hinter einer hämodynamisch wirksamen Stenose an den genannten Gefäßen abgeleitet, wird ein Verlust des postsystolischen Rückflusses leicht erkennbar. Darüber hinaus kann im pathologischen Falle die Flußamplitude deutlich reduziert sein (Abb. 12).

Diese Untersuchungstechnik eignet sich bei *arterieller Verschlußkrankheit* der unteren Extremitäten ganz besonders dann, wenn aus der klinischen Untersuchung oder auch aus dem Angiogramm nicht klar hervorgeht, ob die Beckenetage eine hämodynamisch bedeutsame Stenose aufweist.

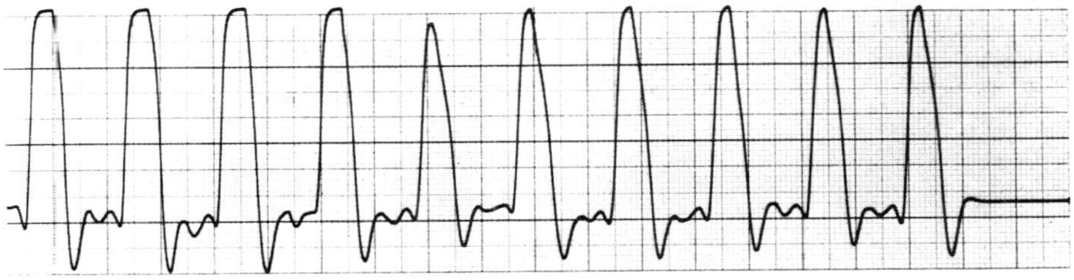

Abb. 11: Integrierte Fluß-Kurve einer A. femoralis, abgeleitet mittels eines bidirektionalen Dopplers. Die Nullinie ist am rechten Bildrand registriert. In der Diastole kommt es zu einer physiologischen Rückstromkomponente.

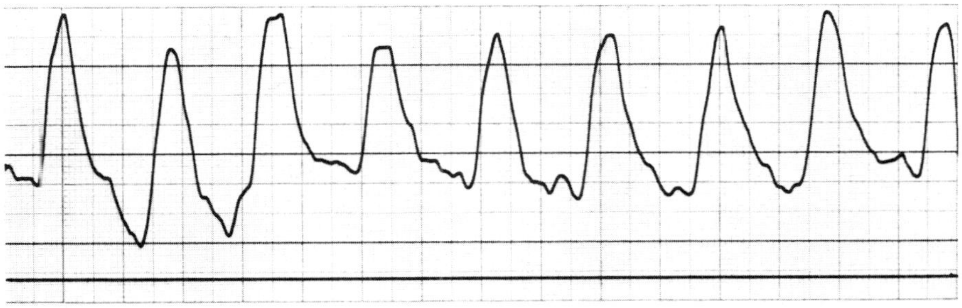

Abb. 12: Integrierte Fluß-Kurve einer A. femoralis, abgeleitet mittels eines bidirektionalen Dopplers. Die Nullströmung ist als durchgehende Linie im unteren Bildabschnitt eingezeichnet. Es wird deutlich, daß nicht nur die diastolische Rückflußkomponente fehlt, sondern daß sogar ein hoher diastolischer Fluß vorliegt. Befund bei einer vorgeschalteten Beckenarterien-Obstruktion.

4 Beinvenen

4.1 Anatomische Grundlagen der Doppler-Ultraschall-Untersuchung der Beinvenen

Für die Doppler-Ultraschall-Untersuchung der Beinvenen sind bedeutungsvoll:

- die Leistenregion,
- *die Kniekehle,*
- der Verlauf der *Vena saphena* magna und der *Vena saphena parva*
- die wichtigsten Insuffizienzpunkte der *Perforansvenen.*

  Alle anderen Strukturen sind für die Doppler-Ultraschall-Untersuchung des Beinvenensystems nebensächlich und werden deshalb nur am Rande gestreift.

4.1.1 Epifasziales Venensystem des Beins

Die Vena saphena magna steigt vor dem Innenknöchel an der Innenseite des Unterschenkels hoch und läuft hinter den Innenkondylen von Tibia und Femur entlang. Neben dem M. sartorius an der Innen- und Vorderseite des Oberschenkels hochsteigend durchbricht die Vene die Fascia lata und mündet in einem Bogen, der sog. Crosse, in die Vena femoralis. An ihrer Einmündung sitzt stets eine Klappe.

Die Vena saphena parva dagegen zieht hinter dem Außenknöchel zur Wadenmitte, durchbricht dort meist die Faszie und mündet mit einer S-förmigen Schleife in die Vena poplitea. Auch ihre Mündung ist durch eine Klappe geschützt. Besonders der Verlauf der Vena saphena parva ist variantenreich.

Beide Gefäße sind am Unterschenkel durch zahlreiche Venen verbunden.

4.1.2 Tiefes Venensystem

Am Unterschenkel sind drei tiefe Venenpaare zu unterscheiden: die Venae tibiales anteriores ziehen auf der Fascia interossea, unter den Extensoren nach oben, durchbohren sie und beteiligen sich dann an der Bildung der Vena poplitea.

Die Venae tibiales posteriores steigen in der tiefen Wadenloge auf und werden von den Musculi tibiales posteriores gedeckt.

Mit den Venae fibulares, welche auf der Membrana interossea unter dem Flexor hallucis longus hochsteigen, vereinigen sie sich zur Vena poplitea.

Die Vena poplitea ist in 55% unter oder auf Höhe des Kniegelenkspaltes als ein Gefäß nachweisbar, in 45% zweigeteilt.

In der Kniekehle schlingt sie sich halb um die Arteria poplitea, so daß sie am unteren Teil medial von ihr liegt, im mittleren auf ihr und im oberen Teil lateral von der Arterie im Adduktorenkanal verschwindet. Die Vena poplitea enthält mindestens eine Klappe.

Die Vena femoralis steigt als Fortsetzung der Vena poplitea im Adduktorenkanal nach oben, nimmt die Vena femoralis profunda auf, unterquert als Vena femoralis communis das Leistenband und geht in die Vena iliaca externa, nach Aufnahme der Vena iliaca interna als Vena iliaca communis in die Vena cava über.

4.1.3 Perforansvenen

Tiefes und oberflächliches Venensystem des Beins sind nicht nur an der Mündung der Vena saphena magna und der Vena saphena parva miteinander verbunden, sondern zusätzlich durch rund 150 Perforansvenen am ganzen Bein. Von diesen 150 Perforansvenen besitzen im wesentlichen nur 7 klinische Bedeutung. Sie zeigen eine relativ konstante Lokalisation und sind fast ausnahmslos nach ihren jeweiligen chirurgischen Entdeckern benannt:

die klinisch bedeutungsvollsten Insuffizienzpunkte am Unterschenkel bilden die drei COCKETT'schen Perforantes an der medialen Seite des Unterschenkels. Sie entspringen aus einem Seitenast der Vena saphena magna, der sog. hinteren Bogenvene und münden in die Venae tibiales posteriores. Auf der Haut läßt sich ihre Lage entlang der Lington'schen Linie, ein Querfinger hinter dem Malleolus internus auffinden.

Wie bei allen Perforansinsuffizienzen wird die Höhenlokalisation von der Intermalleolarlinie aus gemessen.
Die COCKETT'sche Perforans I liegt bei 1 cm,
COCKETT II bei 8 cm,
COCKETT III bei 12 cm Höhe.

Auf 18 cm Höhe liegt eine häufig insuffiziente Sherman'sche Perforans. Oberhalb von ihr, als Verbindungsvene zwischen Saphena magna und Venae tibiales posteriores liegt an typischer Stelle, auf Höhe der Tuberositas tibiae die selten insuffiziente BOYD'sche Perforans.

Von den lateralen Insuffizienzpunkten, die von einem lateralen Ast der Vena saphena parva in die Venae fibulares führen, liegt auf Höhe des Außenknöchels die MAY'sche Perforans, in 15 cm Höhe die BASSI'sche Perforans sowie in 12 und 19 cm Höhe zwei laterale Perforansvenen.

Am Ansatz der Wade liegt der sog. Soleuspunkt und knapp handbreit darüber der Gastrocnemiuspunkt.

Am Oberschenkel sind ausschließlich die stark höhenvariablen DODD'schen Perforantes an der Innenseite des Oberschenkels bedeutungsvoll, welche als Verbindungsvenen zwischen Vena saphena magna und Vena femoralis die Faszie durchbohren.

4.2 Thrombosediagnostik mittels Ultraschall-Doppler

Die Thrombosediagnostik mittels Ultraschall-Doppler als jüngste in der Reihe bewährter apparativer Methoden, hat in den vergangenen Jahren ein weit lebhafteres Interesse gefunden als vorauszusehen war.

Dieser eben erst begonnene Siegeszug der Ultraschall-Doppler-Diagnostik beruht nicht nur auf der leichten Handhabung, dem geringen Zeitaufwand für die Untersuchung und dem vergleichsweise niedrigen Anschaffungspreis des Gerätes, sondern ebenso auf der *hohen Trefferquote* der Methode in bestimmten Abschnitten des tiefen Venensystems.

Wie bei jeder neuen Methode stehen auf der Kehrseite der Medaille übertriebene Erwartungen, welche die Grenzen und Fehlermöglichkeiten der Thrombosediagnostik mittels Ultraschalldoppler nicht genügend beachten.

Im Rahmen dieser kurzen Einführung werden die wichtigsten Fakten bei der Ultraschalldoppler-Diagnostik der tiefen Beinvenenthrombose gegliedert in Gegenüberstellung normaler und pathologischer Befunde auf dem Boden einiger weniger physiologischer Daten, die praktische Durchführung beschrieben sowie die hauptsächlichen Fehlerquellen dargestellt.

Warum bedarf es der Ultraschalldoppler-Diagnostik bei Phlebothrombosen?

Symptome und klinische Befunde der tiefen Bein- und Beckenvenenthrombosen sind nicht selten so uncharakteristisch, daß mit klinischer Untersuchung nur die Hälfte aller tiefen Thrombosen diagnostiziert wird.

Beschwerden wie Spannungsgefühl in den Waden, Beinkrämpfe und Schmerzen beim Auftreten werden bei vielen Erkrankungen beschrieben, können aber auch nur vorübergehende Störungen des Wohlbefindens ohne pathognomonische Bedeutung sein.

- Verdächtige klinische Befunde am Bein *fehlen*

gerade in der Frühphase der tiefen Thrombose in rund 50%.

- Beim Fortschreiten der Thrombose treten dann prätibial oder in der Kulisse umschriebenes *Ödem,* sowie *periphere Zyanose* beim Herabhängen des Beines auf.
- Bei eingehender Untersuchung werden *Schmerzprovokationszeichen* gefunden, wie zum Beispiel der *Wadendruckschmerz,* das *Lowenberg'sche Zeichen* bei Aufblasen einer um die Wade gewickelten Blutdruckmanschette und das *Sigg'sche Zeichen* bei Überstreckung des Kniegelenks, um nur die zuverlässigsten Thrombosezeichen zu nennen.

Gerade der erfahrene Kliniker begnügt sich aber nicht mit der klinischen Untersuchung: Er wird sich *zusätzlich* der Ultraschalldoppler-Diagnostik bedienen.

Da bei ambulanten Patienten in einem hohen Prozentsatz mit Thrombosierung in der Ileofemoralregion zu rechnen ist, sollte die Benutzung des Ultraschalldopplergerätes in der Praxis zur Routine werden.

Bedenkt man zudem, daß in 10% der Thrombosen die Lungenembolie das 1. klinische Signal ist und daß diese Embolien zu 75% aus Oberschenkel- und Beckenvenen stammen, so unterstreicht dies den hohen diagnostischen Wert der Ultraschalldoppler-Untersuchung in der Hand des Praktikers.

Vor der Beschreibung der normalen und pathologischen Signale muß ein Minimum an physiologischen Grundlagen wiederholt werden:

Der Blutfluß in den Becken- und Femoralvenen ist durch die Atmung erheblichen Schwankungen unterworfen. Im Liegen, denn in dieser Position erfolgt die Untersuchung der Becken- und Femoralvenen, fließt während der Ausatmung das Blut aus den Beinvenen in die V. cava inferior, während es beim Einatmen aus der V. cava inferior weiter zum Herzen befördert wird.

Der Motor dieser zweiphasigen Blutförderung in der V. cava, in den Beckenvenen und in den Femoralvenen ist der Druckwechsel in Thorax und Abdomen während der Atmung. Beim tiefen Einatmen steigt der intraabdominelle Druck. Die gemessenen Druckschwankungen im Bereich des Abdomens bewegen sich zwischen 0 und 10 mm Hg, so daß bei tiefer Inspiration die V. cava unterhalb des Zwerchfells kollabiert. Am Ende der Inspiration kommt es zum Druckausgleich zwischen V. cava abdominalis und den Femoralvenen, so daß beim Wegfall des Druckgradienten zwischen diesen beiden Venengebieten der Blutfluß in den Femoralvenen sistiert. Beim Ausatmen sinkt der Druck im Abdomen und damit in der V. cava abdominalis und das Blut fließt zum Herzen ab.

- Wichtigstes Merkmal des Blutflusses bei der Ultraschalldoppleruntersuchung der *Leistenvenen* ist also die *atemabhängige Schwankung der Flußgeschwindigkeit* des Blutes, wobei der Stop je nach Atemtyp in 75% der Fälle spätinspiratorisch und in 10% spätexpiratorisch erfolgt. Bei rund 15% der Untersuchten, insbesondere bei erhöhtem Herzzeitvolumen (z. B. Gravidität, Hyperthyreose) erscheint der Blutfluß erst bei vertiefter Atmung moduliert.

Neben der Atemschwankung des Blutflusses ist für die Doppleruntersuchung ein weiteres Phänomen von großer Bedeutung, nämlich das Verhalten des Blutflusses beim Valsalvamanöver.

Beim Preßversuch nach Valsalva steigen gleichzeitig die Drücke in der V. cava abdominalis, der V. femoralis und im rechten Vorhof auf Werte von mindestens 40 mm Hg an. In der Folge kommt es beim Gesunden immer zum Sistieren des Blutflusses in Becken- und Femoralvenen. Ein venöses Ultraschalldopplersignal kann dann nicht mehr registriert werden. Nach Beendigung der Preßdruckprobe kommt es jedoch infolge des aufgebauten höheren Druckgefälles zu einer vorübergehenden Zunahme der venösen Flußgeschwindigkeit.

In der V. poplitea ist dagegen die Flußgeschwindigkeit des Blutes beim Ein- und Ausatmen und beim Valsalvamanöver keineswegs identisch mit den Verhältnissen in der Leiste (Tabelle 7).

Bei Normalatmung ist dort die Flußgeschwindigkeit des Blutes nur in 13% atemmoduliert gegenüber 83% in der Leiste, bei verstärkter Atmung in 75% im Vergleich zu 100% in der Leiste.

Ein Stop des Blutflusses beim Valsalvamanöver beobachtet man in der Kniekehle nur in 65%, während dieses Phänomen in der Leiste bei durchgängigen Venen stets nachweisbar ist.

Erklärlich ist dies einerseits dadurch, daß die Gefäßstrecke im Oberschenkel die Einflüsse der thorakalen und abdominalen Fluß- und Druckschwankungen ausdämpft; zusätzlich dürften die zwei im Bereich der V. poplitea konstanten Venenklappen Schwankungen des Blutflusses ausgleichen.

- *Sichere Normalbefunde* in den Leistenvenen (Abb. 13) sind demnach eine deutliche *Modulation des Blutflusses* bei tiefer Ein- und Ausatmung und ein Verschwinden der venösen Flußsignale beim Valsalvamanöver.
- In der V. poplitea gilt dies nur mit den beschriebenen Einschränkungen (Abb. 14).

Von den bisher geschilderten *„S-sounds“* (spontaneous-sounds) sind die sogenannten *„A-sounds“* (augmented-sounds), d. h. künstlich verstärkte Geräusche, zu unterscheiden. Es sind dies durch *Kompression der Vene* distal oder proximal der Sonde *provozierte Flußspitzen,* die zwar zum Auffinden einer Vene zu gebrauchen sind, eine zuverlässige Unterscheidung zwischen durchgängiger und thrombosierter Vene aber *nicht gestatten.*

- *In der Leiste abgeleitete „A-Sounds“ als Flußspitzen durch Wadenkompressionen provoziert, sind kein zuverlässiger Hinweis für das Vorliegen einer tiefen Femoralvenenthrombose.* Theoretisch müßten sie bei Verschluß der Vena femoralis fehlen, werden in praxi jedoch über die nur selten thrombosierte V. saphena magna geleitet und sind dann falsch positiv trotz Verschluß der V. femoralis nachweisbar.
- *Falsch negative „A-sounds“* werden in der Leiste häufig bei *Unterschenkelödem* beobachtet, selbst wenn die tiefen Venen nicht verschlossen sind, da die Provokation einer Flußspitze beim umfangsvermehrten Unterschenkel durch unzureichende Kompression mit der Hand nicht gelingt.

Da diese „A-sounds“ sich bei der Thrombosediagnostik als unzuverlässig erwiesen haben, werden sie von uns nicht mehr verwendet.

- *Als pathologisches Dopplersignal ist das Fehlen der Atemmodulation des Blutflusses in der Leiste zu werten* (Abb. 13). Es ist stets verdächtig auf eine Ileofemoralvenenthrombose.
- Wird ein *kontinuierliches atemunabhängiges venöses Flußsignal* in der Leiste gefunden, so muß zunächst der Patient zur vertieften Atmung aufgefordert werden, um einen thorakalen Atemtyp auszuschließen.
- Wird eine *Seitendifferenz* mit deutlicher Atemmodulation des Blutflusses auf der gesunden Seite festgestellt, während auf der Gegenseite ein kontinuierliches, atemunabhängiges venöses Flußsignal trotz vertiefter Atmung weiterbesteht, so ist die Diagnose einer *Beckenvenenthrombose* wahrscheinlich. Das kontinuierliche Flußsignal entspricht dem Rinnen des Blutes in den schnell entstehenden und größer werdenden Kollateralen.

Tabelle 7: Unterschiede in der Häufigkeitsverteilung normaler Flußphänomene zwischen Leiste und Kniekehle

Normale Flußphänomene in Leiste und Kniekehle	Leiste	Kniekehle
Modulation der Flußgeschwindigkeit bei normaler Atmung	83%	13%
Modulation der Flußgeschwindigkeit bei verstärkter Atmung	100%	75%
Stop beim Valsalvamanöver	100%	65%

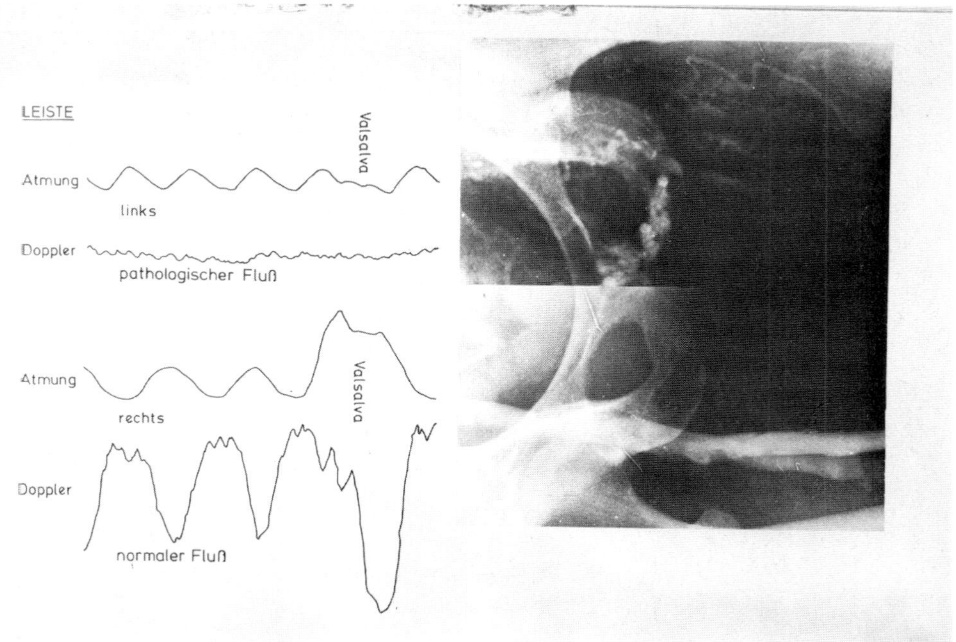

Abb. 13: Gegenüberstellung der Blutflüsse bei phlebographisch gesicherten Thrombosen (oben) und unauffälligen Becken- und Femoralvenen (unten).

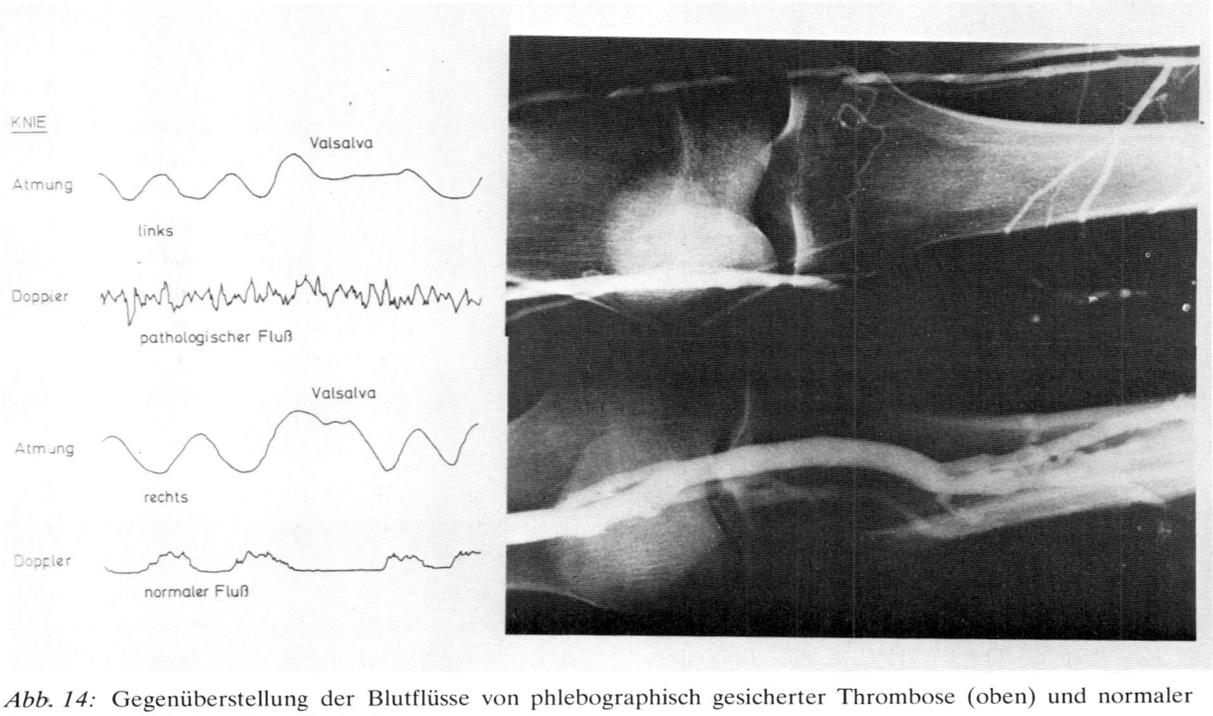

Abb. 14: Gegenüberstellung der Blutflüsse von phlebographisch gesicherter Thrombose (oben) und normaler Femoral- und Poplitealvene (unten).

- *Die Kombination* von kontinuierlichem Fluß in der Leiste bei forcierter Atmung und kontinuierlichem Fluß in der Kniekehle ist besonders verdächtig auf eine *Ileofemoralvenenthrombose*(Abb. 14). Kontinuierlicher Fluß nur in der V. poplitea beweist nichts.

Uneinigkeit herrscht über die Anwendung des Valsalvamanövers bei Thromboseverdacht. Da trotz theoretischen Überlegungen die praktische Gefahr einer Lungenembolie bei vorsichtigem Valsalvamanöver zu vernachlässigen ist – wir selbst haben noch keine Lungenembolie im Gefolge eines kurzen Valsalvamanövers bei Beckenvenenthrombose erlebt – halten wir die Gefahr, bei unvollständiger Untersuchung eine Thrombose zu übersehen, größer als die theoretische Gefahr einer Lungenembolie und prüfen deshalb immer zusätzlich zur Atemmodulation bei Thromboseverdacht das Valsalvamanöver.

> Bei Normalpatienten ist der Stop des Blutflusses durch Valsalvamanöver in der Leiste immer nachzuweisen, bei Thrombosepatienten dagegen meistens nicht.

- Sicher pathologisch und als Verdacht auf *Ileofemoralvenenthrombose* zu werten ist der *fehlende Stop des Blutflusses* bei Preßdruckprobe und das Fehlen der Atemmodulation bei vertiefter Atmung sowohl in der *Leiste* als auch in der *Kniekehle.*

Die Zuverlässigkeit der Ultraschalldoppleruntersuchung bei der Thrombosediagnostik wird nach der Literatur folgendermaßen bewertet:

- *Bei Beckenvenenthrombosen* besteht Übereinstimmung zwischen Ultraschalldopplerbefund und Phlebogramm bei 87–95%. Die Spezifität der Methode liegt bei 90–93% und ihre Sensitivität bei 91–93%.
- *Bei Femoralvenenthrombosen* beträgt die Übereinstimmung zwischen Ultraschalldopplerbefund und Phlebogramm 75%. Ihre Spezifität liegt zwischen 51–90% und ihre Sensitivität zwischen 65–79%.

Bei Femoralvenenthrombosen ist die Methode also etwas unsicherer als bei Beckenvenenthrombose. Da jedoch isolierte Femoralvenenthrombosen oder isolierte Beckenvenenthrombosen weitaus seltener sind als der kombinierte Befall in Form einer Ileofemoralvenenthrombose, ist auch die strenge Unterscheidung zwischen der Diagnose einer Femoralvenenthrombose und einer Beckenvenenthrombose eher von theoretischem Interesse. Wir halten eine Differenzierung mittels Ultraschalldoppler für überflüssig, da auf die Verdachtsdiagnose einer Thrombose immer das Phlebogramm folgen muß, welches zuverlässiger differenzieren kann.

> - Nimmt man alle Thrombuslokalisationen am gesamten tiefen Venensystem des Beines zusammen, *so beträgt die Trefferquote des Ultraschall-Dopplers rund 50%,* da bei Unterschenkelvenenthrombosen die Methode mit 10% Trefferquote ohne nennenswerte Aussagekraft ist.
> - Kombiniert man die Ultraschalldoppleruntersuchung mit der *klinischen Untersuchung,* so erhöht sich die Zuverlässigkeit von rund 50% auf 70%.

Andere Apparatekombinationen, wie mit Plethysmographie oder Radiofibrinogentest, welche die Trefferquote weiter erhöhen würden, stehen in der Praxis in der Regel nicht zur Verfügung.

- *Deswegen muß ausnahmslos die Vorschrift gelten, daß ein auch nur mit einer von beiden Methoden verdächtiger Patient sofort zum Phlebogramm weiter überwiesen wird.*

4.2.1 Untersuchungstechnik

Der Beschreibung des Untersuchungsganges sei ein kurzes Wort zur apparativen Ausrüstung vorausgeschickt. Bei Verwendung einer 8 MHz-Sonde ist im Prinzip das billigste eindirectionale Gerät bei der Thrombosediagnostik in

Leistenvenen und der V. poplitea den teureren zweidirectionalen Geräten absolut gleichwertig.

Das Aufsuchen des Gefäßes ist deutlich einfacher, wenn die Sonde wenigstens daumendick ist. *Je dünner die Sonde, desto schwieriger ist das Auffinden des Gefäßes und das Halten der gefundenen Stellung.*

Geräte mit Kopfhörer sind für den Untersucher weniger angenehm als solche mit Lautsprecher, da bei Verwendung von Kopfhörern die Intensität der Lautstärke häufiger verstellt werden muß, um die Nebengeräusche nicht als schmerzhaft zu empfinden. Dazu kommt, daß der Patient, wenn er Unterschiede im Fließverhalten zwischen beiden Leisten selbst mithört, viel leichter von der Notwendigkeit einer Therapiemaßnahme zu überzeugen ist.

Aus abrechnungstechnischen Gründen muß leider eine Papierregistrierung z. B. via EKG-Gerät zur Verfügung stehen, obwohl das akustische Signal viel eindeutiger als das geschriebene ist.

Bevor man die Thrombosediagnostik mit dem Ultraschalldoppler beginnt, muß man die Untersuchungstechnik am Normalen geübt haben und das atemabhängige An- und Abschwellen des venösen Flußgeräusches ebenso wie den Stop des Blutflusses beim Valsalvamanöver in allen Varianten sicher „im Ohr haben".

Im folgenden wird der Untersuchungsgang in einzelnen Schritten dargestellt:

1. Der Patient muß bei der Untersuchung flach liegen. Ein hochgestelltes Kopfteil des Bettes wird flach gestellt und Kissen sind zu entfernen. Das Aufsuchen der V. femoralis ist einfach. Sie liegt medial der Arterie (Merkwort: i V A N ist gleich innen, Vene, Arterie, Nerv), die entweder durch Pulstastung oder einfacher nach Auftragen des Ultraschallgels auf die Haut durch Aufsuchen des pulssynchron zischenden arteriellen Geräusches lokalisiert wird.
2. Im zweiten Schritt wird der Druck der Sonde (Abb. 15) auf die Haut etwas gemindert, so daß die Sondenspitze langsam in der Leiste nach innen geführt wird. Man gelangt dann wie von selbst zum venösen atemmodulierten Geräusch. Es ähnelt einem mit der Atmung an- und abschwellenden *„Windheulen"*. Unter forcierter Atmung wird sein Maximum aufgesucht und anschließend das Valsalvamanöver geprüft.

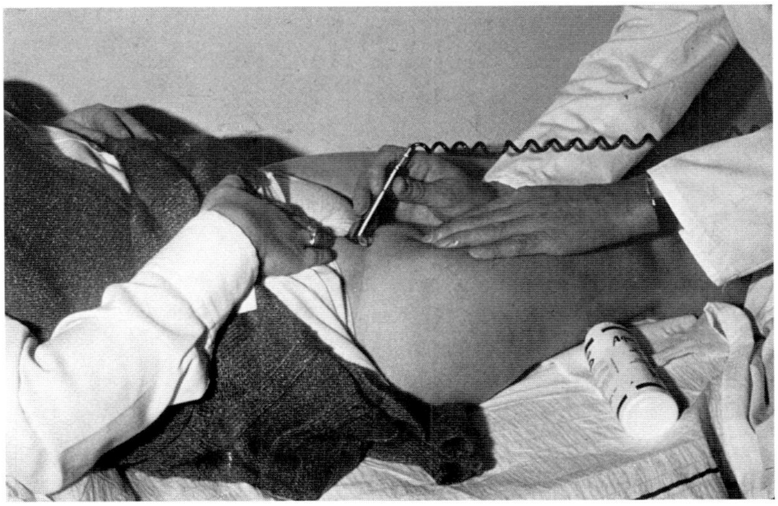

Abb. 15: Untersuchung des Fließverhaltens des Blutes in der Leistenvene bei Thromboseverdacht mittels Ultraschalldoppler.

Vor der akustischen Analyse der dabei auftretenden Phänomene sollte der Preßversuch mit dem Patienten geübt werden, da dieser ihn sonst in der Aufregung nicht richtig durchführt und statt zu pressen die eingeatmete Luft wieder ausatmet.

Es empfiehlt sich folgende Reihenfolge der Übung unter Kommando: „Einatmen, ausatmen, tief Luft holen, Luft anhalten, pressen wie zum Stuhlgang“.

Bei manchen aufgeregten Patienten klappt das Preßmanöver erst, wenn er nach der tiefen Inspiration den Mund schließt und sich die Nase zuhält.

- *Ein elementarer Grundsatz der Untersuchung ist der Seitenvergleich. Stets müssen zuerst beide Leisten untersucht werden, ehe die Untersuchung zur Kniekehle fortschreitet.*

Wird nur eine Seite untersucht, so ist die Untersuchung unvollständig.

Die V. poplitea ist ebenfalls bei auf dem Rükken flach liegendem Patienten (Abb. 16) zu untersuchen, dessen Knie in 45° gebeugt ist und dessen Fuß fest auf der Unterlage aufsitzt.

In Bauchlage würde die Atmung behindert und der Blutfluß in der V. poplitea bei gestrecktem Knie gestört.

- Von lateral herkommend sucht man mit der Sonde in der Kniekehle das pulsierende Geräusch der A. poplitea.
- Nachdem das Maximum des Geräusches gefunden ist, wird die Sonde vorsichtig weiter nach innen geführt, bis das einem *„Windheulen“* ähnelnde, meist sehr leise venöse Flußgeräusch hörbar wird.

- Durch *Wadenkompression* kann eine Flußspitze provoziert werden, mittels derer die V. poplitea leichter zu orten ist. Ist die Vene in der Kniekehle gefunden, so schwächt man den Druck der Sondenspitze so weit ab, bis das venöse Geräusch die volle Lautstärke erreicht hat. Auch hier ist stets das Geräusch bei normaler Atmung, forcierter Atmung und beim Preßversuch nach Valsalva zu prüfen.

Wie schon geschildert, ist die Flußgeschwindigkeit des Blutes in der V. poplitea kein getreues Abbild des Leistenvenenblutflusses (Tabelle 7). Eine deutliche Atemmodulation selbst bei forcierter Atmung fanden wir nur bei 75% der Probanden mit normaler V. poplitea. Bei 25% blieb der Fluß auch bei forcierter Atmung kontinuierlich. Auch der für den Normalbefund in der Leiste

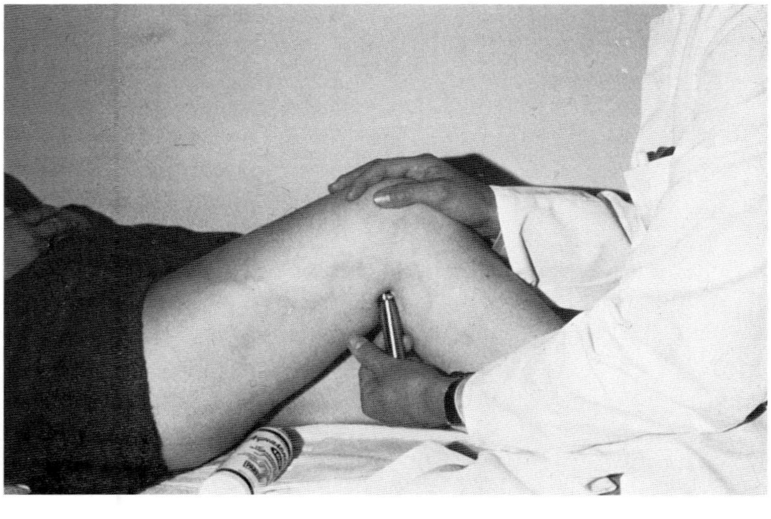

Abb. 16: Untersuchung des Fließverhaltens des Blutes in der Kniekehle bei Thromboseverdacht mittels Ultraschalldoppler.

typische Stop des Blutflusses beim Valsalvamanöver ist in der Kniekehle unzuverlässig. Nur bei 65% der Untersuchten kam es zum Flußstillstand, bei den übrigen 35% wurde die Flußgeschwindigkeit nur mehr oder weniger deutlich verringert.

- *A-sounds sind in der Kniekehle ebenso unzuverlässig wie in der Leiste.*

Insgesamt ist also die V. poplitea sowohl schwerer zu orten als die Leistenvene als auch die beobachteten Flußphänomene weniger eindeutig im Hinblick auf ihre Aussagekraft zur Durchgängigkeit oder zum thrombotischen Befall der Femoralvene. Noch wichtiger als in der Leiste ist deshalb der Seitenvergleich bei der Untersuchung der V. poplitea.

4.2.2 Praktische Hinweise und Fehlerquellen

Bei der Ultraschalldoppleruntersuchung von Becken- und Femoralvenenthrombosen kommt es in mindestens 15%, und zwar bei den Femoralvenenthrombosen häufiger als bei Beckenvenenthrombosen, zu falsch normalen Befunden.
Wodurch sind diese zu erklären?

Von Anfängern werden häufig irrtümlich Thrombosediagnosen gestellt, weil eine Leistenvene oder Poplitealvene nicht aufgefunden wurde. Dieser Fehler verschwindet bei zunehmender Übung schnell: Ein venöses Strömungsgeräusch ist in jeder Leiste und in jeder Kniekehle aufzufinden. Praktisch nur bei ausgeprägten Leistenhernien bleibt das venöse Signal durch Ultraschalldoppler in der Leiste unauffindbar.

Fallgruben der Diagnostik – selbst für den Erfahrenen – sind ältere Beckenvenenverschlüsse mit guter Kollateralisierung, eine doppelläufige V. femoralis oder V. poplitea, nicht occludierende Thrombosen sowie Thromben außerhalb des Hauptleiters, z. B. in der V. iliaca interna oder in der V. femoralis profunda.

Ein zu vorsichtig durchgeführter Preßversuch, besonders häufig bei älteren Patientinnen mit Beckenbodeninsuffizienz, läßt einen erhaltenen venösen Blutfluß als Kollateralfluß bei Beckenvenenocclusion fehlinterpretieren.

Zum Abschluß dieser Einführung sei klar festgestellt, was die Dopplerultraschalluntersuchung zur Thrombosediagnose *nicht* kann:

1. Sie kann nicht mit ausreichender Zuverlässigkeit die Diagnose von Unterschenkelvenenthrombosen stellen,
2. sie kann nicht die Ausdehnung und das ungefähre Alter von Femoral- oder Beckenvenenthrombosen festlegen,
3. die Ultraschalldoppleruntersuchung ist nicht zur Therapiekontrolle von tiefen Bein- oder Beckenvenenthrombosen geeignet,
4. die Ultraschalldopplerdiagnostik ist zwar eine recht zuverlässige Hilfsmethode bei der Thrombosediagnostik, aber unsicherer als ein Phlebogramm. Jeder Verdachtsfall muß deshalb phlebographiert werden. Die Beschränkung auf Dopplerultraschalluntersuchung allein bedeutet ebenso eine kritiklose Gefährdung des Patienten wie die Beschränkung auf klinische Untersuchung.

4.3 Die Untersuchung des oberflächlichen Venensystems am Bein mittels Ultraschall-Doppler

Über Jahrzehnte hinweg glaubte man, mittels klinischer Untersuchung ausreichend präzise Aussagen über die Suffizienz, die Insuffizienz oder die Lage des epifascialen Venensystems machen zu können. Die Tests nach Trendelenburg, Perthes und Schwartz sind noch heute beliebte Prüfungsfragen und entsprechen somit praktisch klinischem Basiswissen.

Erst die zunehmende Verbreiterung der Phlebographie in den vergangenen zwei Jahrzehnten hat gezeigt, daß der klinischen Untersuchung allein viele bedeutungsvolle Varianten verloren gehen, welche nicht diagnostiziert und auch bei der Operation übersehen, später Ausgangspunkt von Rezidiven werden.

Da die klinische Untersuchung und das Routinephlebogramm an den oberflächlichen Venen selbst dem Erfahrenen nur einen Teil der pathologischen Befunde aufdecken, kann schon jetzt vorausgesagt werden, daß die Untersuchung des epifascialen Venensystems mittels Ultraschalldoppler früher oder später die phlebographische Darstellung in den Hintergrund drängen wird. Hinzu kommt, daß ein Ultraschall-Doppler-Gerät sehr viel billiger als ein Röntgengerät ist und daß seine Verwendung für den Patienten völlige Risikofreiheit bedeutet.

Jede Untersuchung des oberflächlichen epifascialen Venensystems am Bein konzentriert sich auf drei Hauptprobleme:

1. Die Suffizienz oder Insuffizienz der Mündungsklappe der V. saphena magna, d. h. der sogenannte „Crosse“ und bei pathologischem Befund dessen Quantifizierung,
2. Beginn, Länge, Verlauf und Ende einer Saphena-magna-Hauptstammvarikosis,
3. die diagnostische Beurteilung einer Saphena parva-Insuffizienz.

In unserem Patientengut mit primären Varizen zeigte sich bei Inspektion in 94% eine sichtbare Varikosis am Unterschenkel, in 55% am Unterschenkel und Oberschenkel sichtbare Varizen. Der Verdacht auf Crosseninsuffizienz bestand bei der Inspektion nur in 20%.

Die phlebographische Kontrolle wies bei diesen Patienten jedoch nur in 50% eine Stammvarikosis der V. saphena magna nach und in 10% eine V. saphena parva-Insuffizienz.

Nicht zu unrecht wird deshalb die sprachliche Wurzel des Wortes „Saphena“ auf das arabische Idiom „al salphin“, d. h. „die Verborgene“ zurückgeführt.

Neben der Inspektion und Palpation sind zwei Tests zur Beurteilung der Saphena-Insuffizienz in Gebrauch: Der Trendelenburg-Test und der Klopftest nach Schwartz.

Trendelenburg-Test: Er ist zuverlässig, allerdings nur, wenn Varizen am Oberschenkel sichtbar sind. Seine Beschreibung durch F. Trendelenburg aus dem Jahre 1891 trägt folgenden Wortlaut: „Man legt den Kranken flach hin, hebt das Bein bis zur Senkrechten, läßt alles Blut aus dem Gebiet der Saphena abfließen und komprimiert nun den Stamm der Saphena an einer Stelle, wo er deutlich zu erkennen ist, mit dem Finger. Nun läßt man den Kranken, ohne daß der komprimierende Finger die Saphena verläßt, vorsichtig vom Lager heruntersteigen. Es zeigt sich, daß das ganze Stromgebiet der Saphena jetzt auch im Stehen zunächst ganz leer bleibt. Erst nach Ablauf einer viertel bis halben Minute sieht man, wie die Varizen am Unterschenkel sich allmählich wieder mit Blut zu füllen anfangen. Die Füllung wird aber, solange die Kompression des Stammes andauert, nicht annähernd so prall, als sie es vorher gewesen. Erst wenn man den komprimierenden Finger weg zieht, schießt eine größere Menge Blut von oben her in die Saphena ein und das alte Bild der prall gespannten Varicen ist wieder da.“

Der Klopftest nach Schwartz, bzw. das sogenannte Undulationsphänomen prüft die Fortleitung der durch Perkussion in der Leiste ausgelösten Volumenwelle nach distal in der erweiterten, klappeninsuffizienten Varize. Dieser Test zeigt zwar bei sichtbaren Varizen eine Mündungsklappeninsuffizienz der Saphena magna an, die Entfernung des eben noch tastbaren Undulationsphänomens distal der Perkusionsstelle entspricht aber nur in unter 10% der wirklichen Insuffizienzstrecke.

Das antegrade Phlebogramm wie auch das retrograde Preßphlebogramm schließt im Idealfall die klaffende Lücke zwischen klinischem Befund und Operationsstatus. Jedoch überschreitet die komplette röntgenologische Darstellung aller insuffizienten oberflächlichen Varizen in vielen Fällen das vernünftige Maß der Diagnostik wegen zu hoher Strahlen- und Kontrastmittelbelastung des Patienten. Häufig versackt das injizierte Kontrastmittel in ausgedehnten Varizen, so daß nach unserer Erfahrung im Routinephlebogramm die Varizen am Oberschenkel in 64% der Untersuchung nicht komplett dargestellt werden.

Selbst wenn alle oberflächlichen Varizen dargestellt würden, ist es für den operierenden Chirurgen häufig schwierig, bei den üblichen Röntgenaufnahmen in 2 Ebenen übereinander projiziert dargestellte ausgedehnte Varizennetze in plastische Befunde am Bein zu übertragen.

Da es in den meisten Fällen möglich ist, mittels Ultraschalldoppler mindestens dieselben Aussagen zu machen, die mit dem Phlebogramm zu erzielen sind und wesentlich genauere Aussagen, als mit der klinischen Untersuchung, sollen im Folgenden die pathophysiologischen Grundlagen der Ultraschalldoppleruntersuchung des epifascialen Venensystems dargestellt werden.

Im Normalfall beeinflussen Atembewegungen über intraabdominellen Druckwechsel Blutdruck und Blutfluß in der dünnwandigen V. cava und unterstützen damit den herzwärts gerichteten Blutfluß. Diese physiologischen Druck- und Volumenschwankungen in V. cava und den Beckenvenen werden beim Gesunden nicht an das oberflächliche Venensystem weitergegeben, sondern durch die Mündungsklappe der V. saphena magna abgeblockt. Das Blut fließt durch die gesunde V. saphena magna kontinuierlich in die V. femoralis von peripher und ist nur in der Einatemphase mit intraabdominellem Druckanstieg durch Klappenschluß vorübergehend behindert.

Bei der Mündungsklappeninsuffizienz mit variköser Erweiterung der V. saphena magna dagegen, schlagen die mit der Atmung verbundenen Druck- und Volumenschwankungen der Beckenvenen ungehindert in die erweiterte V. saphena

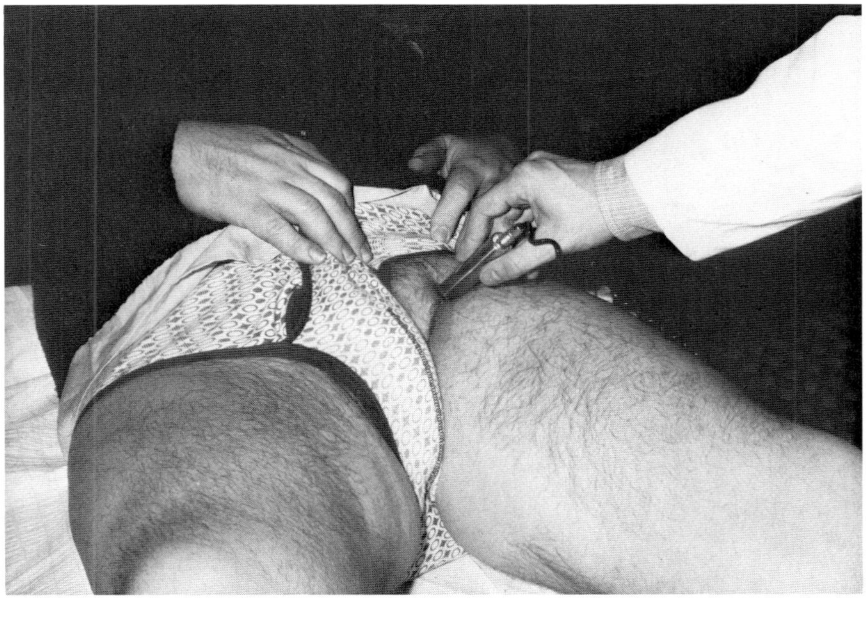

Abb. 17: Die Suche nach der Crosse in der Leiste.

magna durch, so daß man dort atemabhängigen Flußrichtungswechsel, sogenannte „Pendelflüsse“ registrieren kann. Sie sind ein hämodynamisches Charakteristikum der V. saphena-magna-Insuffizienz.

Ebenso werden bei Saphena-magna-Insuffizienz unter Beinbewegung Pendelflüsse, d. h. Vorwärts- und Rückwärtsflüsse in der Varize von bis zu 300 ml/min gemessen. Dabei kommt es nicht nur im epifascialen System zur vermehrten Volumenbelastung, sondern durch Teilentleerung über Perforansvenen in das tiefe Venensystem und Rückleitung zur Leiste mit teilweisem Überlauf in die insuffiziente Crosse zu den sogenannten „Privatkreisläufen“. Diese „Privatkreisläufe“ sind für die Progredienz der Varikosis bedeutungsvolle Funktionsmechanismen. Im epifascialen Teil dieser Privatkreisläufe, d. h. in der Varize, sind die Klappen durch die Gefäßerweiterung nicht mehr schlußfähig oder degenerieren, so daß in diesem Gefäßabschnitt Volumenverschiebung und Druckanstieg ungehindert in die Peripherie weitergegeben werden.

Am zuverlässigsten, selbst wenn die hämodynamische Situation noch teilweise kompensiert ist, kann ein Rückfluß in die Peripherie durch insuffiziente Crosse und V. saphena magna mit dem Preßversuch provoziert werden. Dabei wird durch eine Erhöhung des intraabdominellen Drucks auf 40–80 mm Hg sowohl in der Crosse wie in der V. saphena magna ein Rückstrom des Bluts in die peripheren Varizen provoziert.

Welche Dopplerultraschallsignale sind für die insuffiziente Crosse und die insuffiziente V. saphena magna pathognomonisch, und können mit dem Ultraschall auch quantitative Aussagen über das Ausmaß der Insuffizienz gemacht werden?

1.
2.

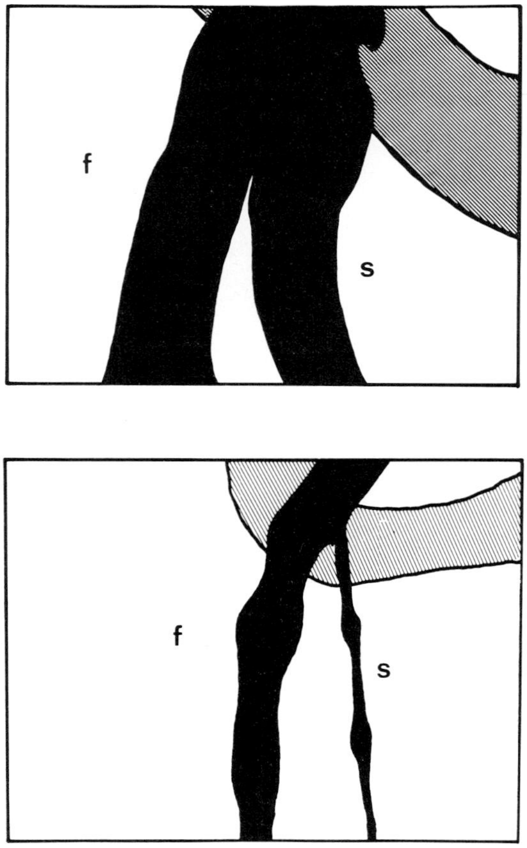

Abb. 18: Phlebogramm einer pathologischen (1.) und einer normalen (2.) Saphena-magna-Mündung („Crosse“).
f = V. femoralis; s = saphena magna

- Den *normalen Klappenschluß* an der Saphenamündung erkennt man beim Valsalvaversuch am Flußstillstand in der Saphenamündung und in den Beckenvenen (Abb. 19).
- *Bei Insuffizienz der Klappe* an der Saphenamündung tritt dagegen ein lautes *„Kesselzischen“* als Zeichen eines Refluxes auf, welches gleichzeitig mit dem Preßversuch beginnt und deutlich lauter als das normale Flußgeräusch während der Atmung ist (Abb. 19).
- Während das Ausmaß einer *Crosseninsuffizienz* im Phlebogramm mit der Differenz zwischen Femoralisdurchmesser und Crossendurchmesser quantitativ erfaßt werden kann (Abb. 18), läßt sich der Reflux mit der Differenz zwischen Refluxzeit und Valsalvazeit messen. Die absolute Refluxzeit an der Crosse ist als Maß nicht geeignet, da sie von der Dauer des Preßversuches abhängt. Je länger das Valsalvamanöver vom Patienten durchgehalten wird, desto länger

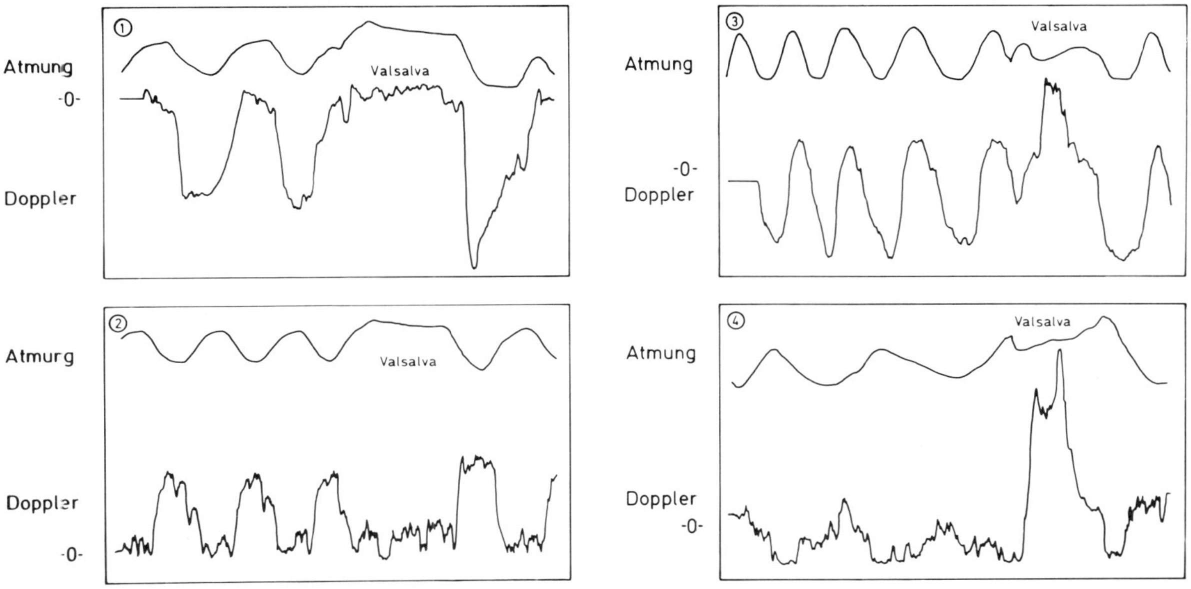

Abb. 19: Ultraschalldopplerkurven bei normaler (1 und 2) und pathologischer (3 und 4) Crosse. Vergleich direktionaler (1 und 3) und nichtdirektionaler (2 und 4) Geräte.

ist bei Insuffizienz auch die Refluxzeit. Ein kurzer Preßversuch kann keine lange Refluxzeit provozieren, da ein Reflux nie länger als der Preßversuch anhält.

- Flußsignal und Crossendurchmesser korrelieren so eng miteinander (Abb. 20), *daß das Ultraschalldopplersignal beim Preßversuch in der Leiste für die Praxis denselben Aussagewert besitzt wie die phlebographische Darstellung der Saphenamündung.*

Früher oder später wird deshalb in der Praxis die Dopplerultraschalluntersuchung die Phlebographie bei der Beurteilung der Crosseninsuffizienz völlig verdrängen.

- *Bei Insuffizienz der V. saphena magna* ist diese Varize im Phlebogramm stets erweitert. Dort, wo die Insuffizienz endet, ist ein deutlicher Kalibersprung des Gefäßdurchmessers nachweisbar (Abb. 23). Über dem insuffizienten Saphe-

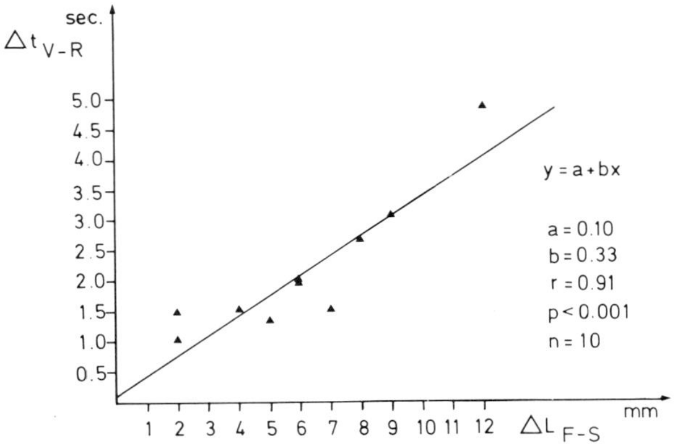

Abb. 20: Korrelation zwischen dem am Phlebogramm gemessenen Saphena-Durchmesser und der mittels Dopplerultraschall in der Leiste gemessenen Refluxzeit beim Valsalvamanöver.

Δt_{V-R} = Differenz zwischen Valsalvazeit und Refluxzeit.

ΔL_{F-S} = Differenz zwischen dem Durchmesser der V. femoralis und der V. saphena magna an der Crosse.

naabschnitt läßt sich beim Preßversuch, sei nun die Varize sichtbar oder im Fettgewebe verborgen, *mit dem Ultraschalldoppler immer ein Reflux nachweisen.*

Die im Phlebogramm gemessene Länge des erweiterten Gefäßabschnittes und die mit Dopplerultraschall ermittelte Refluxstrecke korrelieren so eng miteinander (Abb. 25), daß früher oder später in der Praxis die Ultraschalluntersuchung die Phlebographie bei der Diagnose der Saphena-Magna-Insuffizienz verdrängen wird.

Die Dopplerultraschalluntersuchung ist demnach in der Lage, zuverlässige quantitative Aussagen über das Ausmaß der Insuffizienz sowohl in der Crosse wie an der Saphena magna zu machen.

Vor Beschreibung des Untersuchungsganges ein kurzes Wort zum technischen Bereich:

Graphische Registrierung des Signals ist aus zwei Gründen für die Praxis unsinnig: zum Ersten ist ein venöses Flußsignal nur dann in der Papierregistrierung als sicher pathologisch zu erkennen, wenn gleichzeitig eine Atemkurve geschrieben wird. Dies setzt ein Plethysmographiegerät mit Zweikanalschreiber voraus. Nimmt man an, daß eine in der täglichen Praxis anzuwendende Methode billig, zuverlässig und schnell sein muß, so wäre mit der Forderung nach graphischer Registrierung die Billigkeit und Schnelligkeit und damit die rasche Durchsetzung dieser so treffsicheren und risikoarmen Methode in der Praxis gehemmt.

Darüber hinaus wäre die Zuverlässigkeit der Methode in keiner Weise verbessert, da selbst ein papierregistriertes pathologisches venöses Ultraschallsignal mit gleichzeitiger Atemkurve nicht erkennen läßt, ob es einer Crosseninsuffizienz, einer Saphena-magna-Insuffizienz oder einer Saphena-parva-Insuffizienz entspricht. Erst die Kenntnis des Ortes der Untersuchung und das pathologische Ergebnis zusammen sind die Quelle der hohen Aussagekraft des Ultraschalldopplers in der Praxis.

Des weiteren kann die Änderung in der Stellung der Sonde jede beliebige Flußänderung beim Schreiben produzieren. Nur wer versucht hat, typische Abbildungen für ein Buch zu schreiben, kann beurteilen, wie stark die Kurve von der Sondenstellung abhängt. Diese Aussage beinhaltet, daß direktionale Geräte keinen Vorteil gegenüber nichtdirektionalen Geräten bieten (Abb. 19, Abb. 24).

Eigene langjährige Erfahrung mit dopplersonographischer Diagnostik venöser Gefäße mit Geräten verschiedener Hersteller lassen sich auf folgenden Nenner bringen:

1. Die Ultraschalldopplersonde mit einer Sendefrequenz von 8 MHz sollte stiftförmig, dabei möglichst dick sein. Das spart Zeit bei der Suche des Gefäßes und erleichtert eine stabile Position beim Prüfen pathologischer Refluxphänomene.
2. Ein Gerät mit Lautsprecher ist einem solchen mit Kopfhörer vorzuziehen, da zum einen Störgeräusche bei der Gefäßsuche mit dem Kopfhörer außerordentlich irritieren. Zum anderen wird bei Einbeziehung des Patienten in den Untersuchungsgang durch den Lautsprecher das Wesen der Erkrankung elementarer vermittelt als durch lange Erklärungen.

Wie wird die Untersuchung einer Crosseninsuffizienz oder einer Saphena-magna-Insuffizienz mittels Ultraschalldoppler am Patienten praktisch durchgeführt?

I.

- Man beginnt beim liegenden Patienten mit Untersuchung der Leistenregion (Abb. 17).
- Nach Auftragen des Ultraschallgels wird die A.

femoralis leicht aufgefunden: sie ist charakterisiert durch das deutliche pulssynchron peitschende arterielle Geräusch.

- Von diesem Punkt aus wird, während der Patient tief ein- und ausatmet, die Dopplersonde in der Leiste langsam nach medial verschoben, bis das mit der Atmung an- und abschwellende, einem *„Windheulen"* ähnelnde Flußgeräusch der V. femoralis gefunden ist.
- Das *Maximum* des Geräusches wird eingestellt und dann der Patient zu einem *Preßversuch* veranlaßt.
- Da viele Patienten durch das Mithören ihres eigenen Blutflusses aufgeregt sind, empfiehlt es sich, den Preßversuch vor der Untersuchung zu üben, z. B. mit folgender Anweisung: Einatmen, Luft anhalten, Pressen wie zum Stuhlgang. Man muß darauf achten, ob beim Pressen des Patienten ein Ausatmungsgeräusch zu hören ist. Wenn dies der Fall ist, muß der Versuch wiederholt werden, bis das Manöver klappt.

II.

Der zweite Teil der Untersuchung des oberflächlichen Venensystems wird im Sitzen durchgeführt (Abb. 21).

- Auf Höhe der Oberschenkelmitte, an der Innenseite, wird die häufig nicht sicht- oder fühlbare Vene mit der Sonde durch Kompression an der Unterschenkelinnenseite durch den Daumen aufgesucht.
- Man rutscht dabei so lange quer an der Oberschenkelinnenseite entlang, bis man die kurze Flußbeschleunigung gefunden hat, welche durch die Kompression der V. saphena magna am Unterschenkel mit dem Daumen verursacht wird.
- Ist diese meist unsichtbare V. saphena magna entdeckt, so wird wiederum mittels *Preßversuch* geprüft, ob ein Refluxgeräusch auslösbar ist.
- Ist dies der Fall, so wird die Untersuchung in etwa handbreiten Schritten nach distal fortschreitend wiederholt, bis das Ende des Refluxes erreicht ist.
- Danach werden (Abb. 22) die jeweils gesetzten 3–4 Markierungen miteinander verbunden. Diese Linie auf der Haut entspricht dem Verlauf der insuffizienten ektasierten Vene und ist zuverlässiger als jeder Tastbefund. Es empfiehlt sich insbesondere, diese Methode der Varizenmarkierung auch präoperativ zu verwenden.

Deutlich schwieriger ist die Untersuchungstechnik zur *Ortung einer Saphena parva-Insuffizienz* mittels Ultraschalldoppler (Abb. 26), da zum Ersten ihre Mündung in der V. poplitea sehr variabel, zum Zweiten meist durch Klappen in der V. poplitea gegen Reflux geschützt ist. Es lassen sich deshalb nur selten atemabhängige Pendelflüsse oder pathologische Rückflüsse durch einen Preßversuch provozieren.

- Man sucht den Lauf des Gefäßes, indem man unter wiederholter Kompression der Kniekehle mit dem Daumen der einen Hand an der äußeren Seite des Unterschenkels etwa 10 cm unterhalb der Kniekehle horizontal mit der Dopplersonde entlang fährt, bis man an den provozierten retrograden Flußspitzen die Vene erkennt.
- Von den möglichen Flußphänomen, welche auf eine Insuffizienz der V. saphena parva hindeuten, nämlich
  atemabhängiger Reflux oder Reflux beim Valsalvamanöver,
  hohe Flußspitzen durch Kompression der V. poplitea,
  hohe Flußspitzen nach wiederholter Kompression der proximalen V. saphena parva selbst,
  sind die *Flußphänomene,* welche bei wiederholter Kompression der V. poplitea auftreten, am *zuverlässigsten.* Es handelt sich hierbei um A-sounds.

Welche Fehler können bei der Dopplerultraschalldiagnostik des epifascialen Venensystems gemacht werden?

1. In der Leiste ist der häufigste Irrtum die Fehldiagnose einer suffizienten Crosse bei mangelhaft durchgeführtem Preßversuch.

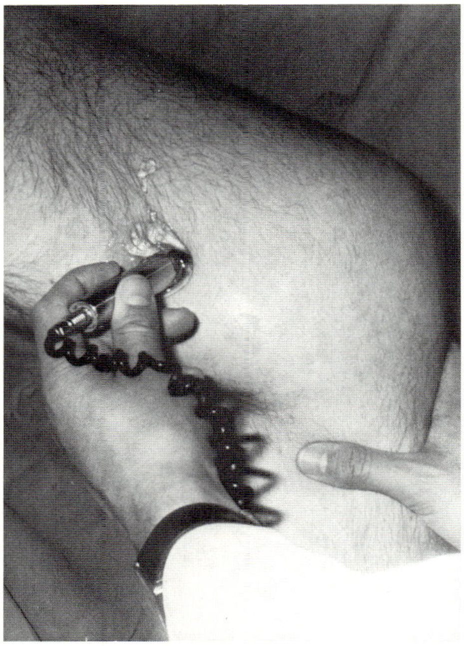

a

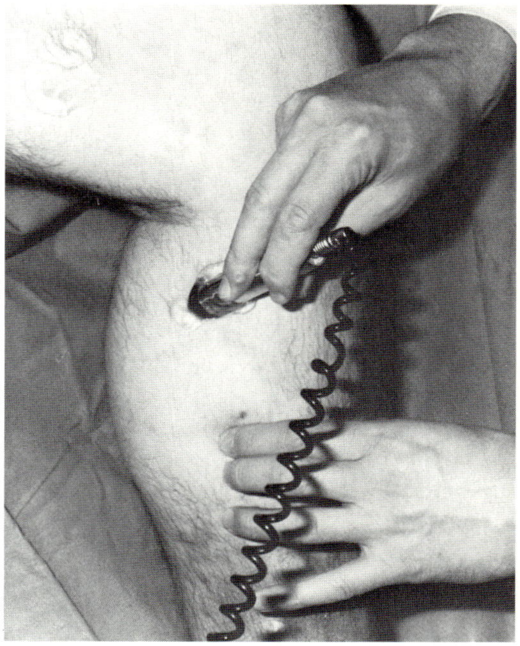

b

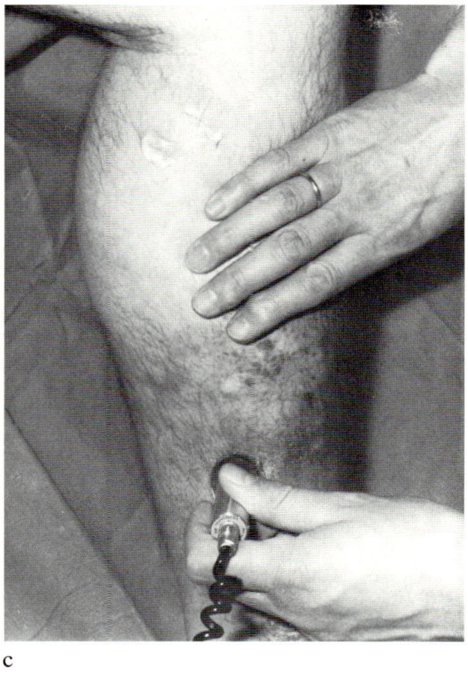

c

Abb. 21: Etagenweise Bestimmung des Saphena-magna-Verlaufs mittels Ultraschalldoppler.

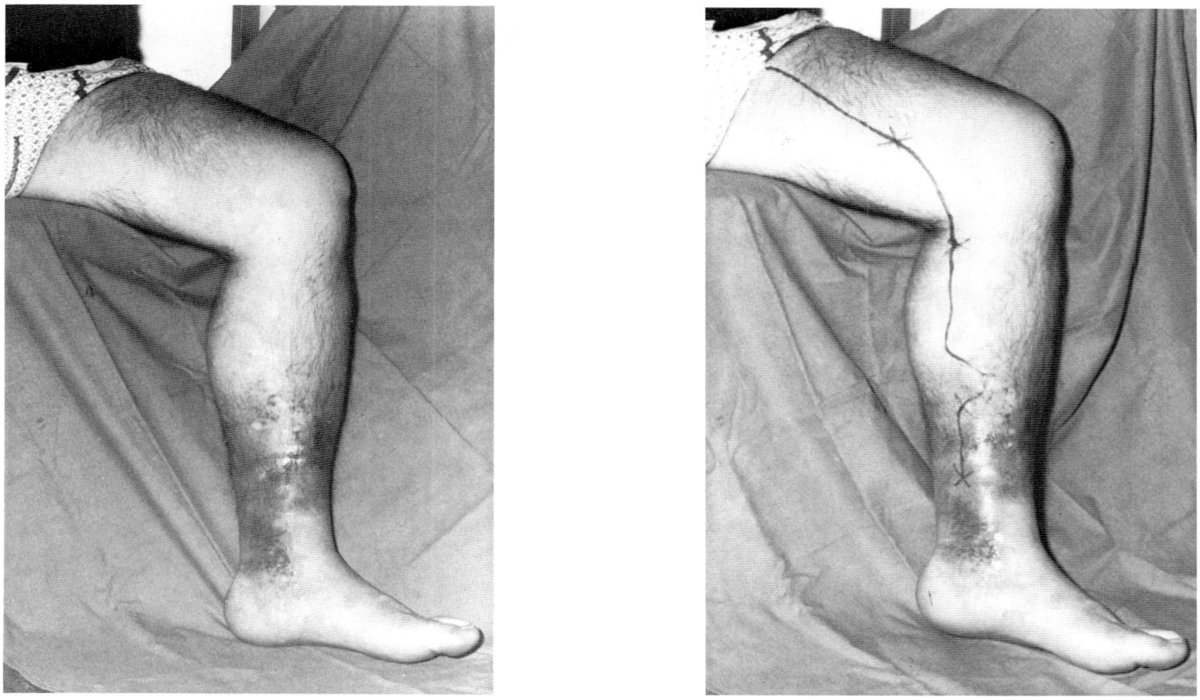

Abb. 22: Primäre Varikosis vor und nach Einzeichnung des Verlaufs der durch Ultraschalldoppler aufgesuchten V. saphena magna auf der Haut.

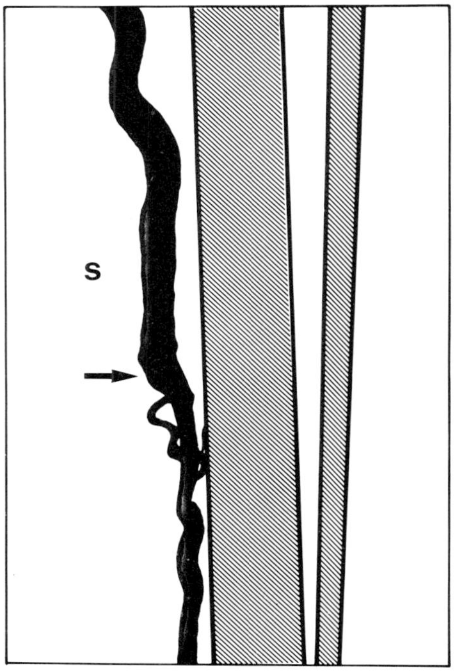

Abb. 23: Phlebogramm der V. saphena magna (s) mit Kalibersprung (→) am Ende der Refluxstrecke.

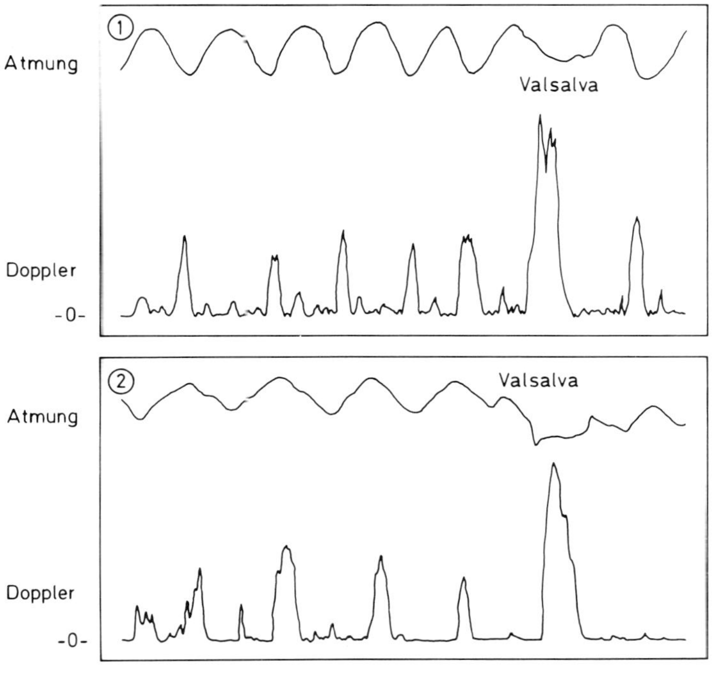

Abb. 24: Ultraschalldopplerkurven bei Saphena magna-Insuffizienz: Vergleich direktionaler (1) und nichtdirektionaler (2) Geräte.

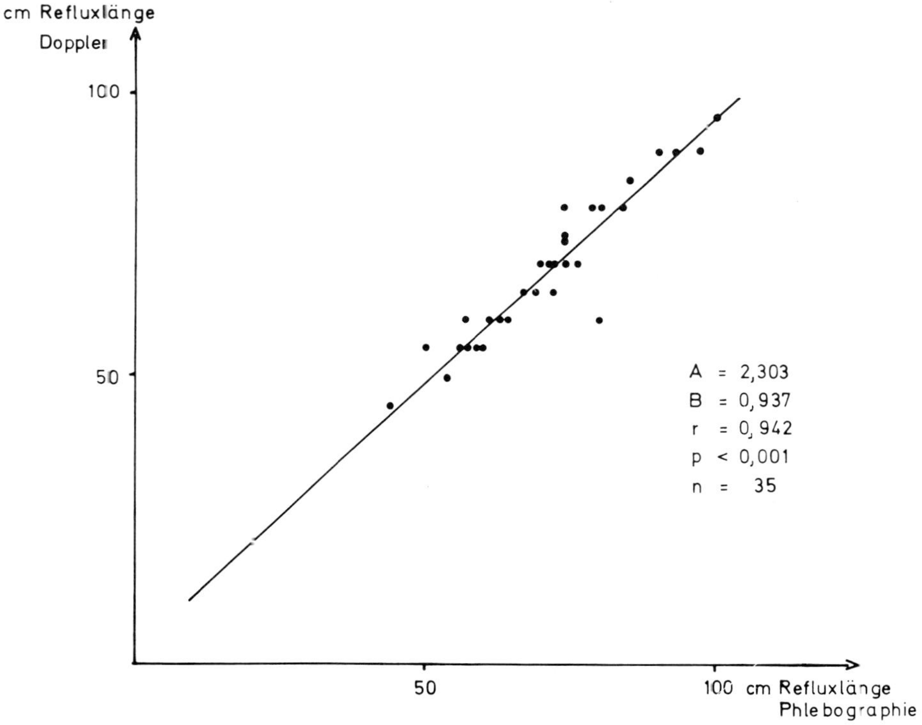

Abb. 25: Korrelation der mittels Phlebogramm und der mittels Doppler gemessenen Refluxstrecke der V. saphena magna.

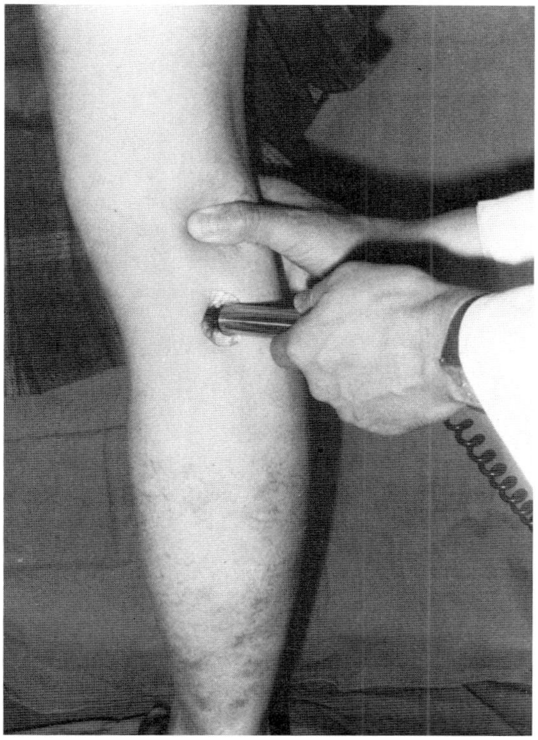

Abb. 26: Suche nach der V. saphena parva am Unterschenkel.

2. Bei Leistenhernien, insbesondere bei Verwendung dünner Dopplersonden, kann die Sonde beim Pressen durch die Hernie weggedrückt werden und damit ein Reflux überhört werden. Zum Ausschluß dieses Irrtums muß vor jeder Prüfung eines Dopplerrefluxes in der Leiste der manuelle Ausschluß einer Hernie geführt werden.
3. Bevorzugter Irrtum beim Untersuchen der V. saphena magna ist die Fehlinterpretation von *„Rutschgeräuschen"* der Sonde auf der Haut als Zeichen eines Refluxes. Auch bei Untersuchung der Saphena magna muß darauf geachtet werden, daß der Patient den Preßversuch richtig durchführt. Gelegentlich ist alle Mühe vergebens, besonders beim Vorliegen einer Becken-Boden-Insuffizienz mit Harnabgang beim Pressen.
4. Bei der Untersuchung der V. saphena parva sind Irrtümer besonders häufig, da der Preßversuch in einem hohen Prozentsatz versagt. *Deshalb müssen bei Untersuchung der V. saphena parva stets alle möglichen Provokationsmanöver geprüft werden, ehe die Vene für suffizient erklärt werden kann.* Die Dopplerultraschalluntersuchung erreicht hier nicht die Treffsicherheit des Phlebogramms.

4.4 Die Diagnostik insuffizienter Perforansvenen mittels Ultraschall-Doppler

Die Suche nach insuffizienten Perforansvenen ist eines der schwierigsten diagnostischen Probleme bei Venenkrankheiten, obwohl hierzu die klinische Untersuchung, Phlebographie, Thermographie, Fluoreszensdiagnostik und der Ultraschalldoppler verwendet werden.

Der Vergleich dieser verschiedenen diagnostischen Methoden bei Definition der Trefferraten als der Prozentsatz der richtig markierten Perforansvenen an den tatsächlich operativ gefundenen Perforansvenen zeigt folgende Relationen:
Mit klinischer Untersuchung werden 34%, mittels Thermographie 37% und durch Phlebographie 44% der tatsächlich operativ gefundenen insuffizienten Perforansvenen präoperativ zutreffend markiert.
Bei Verwendung des Ultraschalldopplers beträgt die Trefferquote 55%. Berücksichtigt man das Verhältnis zwischen Aufwand und Treffsicherheit, so halten wir die Doppler-Ultraschall-Untersuchung für etwa gleich zuverlässig wie die Phlebographie und ziehen sie zur Kontrolle klinisch suspekter Befunde als die Technik mit dem geringsten Aufwand allen anderen apparativen Methoden vor.

4.4.1 Klinik

Günstigenfalls, leider nur in 34%, ist die Perforansvene klinisch an umschriebener, dunkler Pigmentierung der Haut, an lokaler Vorwölbung eines Varixknotens mit darunter tastbarer Fascienlücke oder durch lokale Überwärmung der Haut ohne Entzündungszeichen zu erkennen (Abb. 27 und 28).

Das Phlebogramm (Abb. 29) zeigt die typische aus den tiefen Venen mit Kontrastmittel gefüllte Verbindungsvene zwischen oberflächlichem und tiefem Venensystem in 44%.

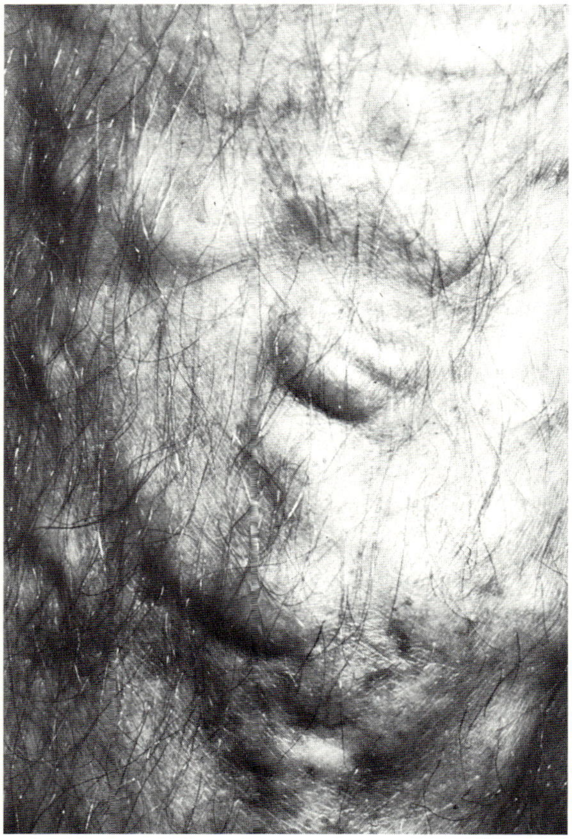

Abb. 27: Blow-out-Phänomen bei ausgeprägter Perforansinsuffizienz.

Die Schwierigkeiten bei der Suche liegen zum einen in der weiten Varianz des Sitzes insuffizienter Perforansvenen am Unterschenkel. Von rund 100 am Unterschenkel angelegten Perforansvenen werden je nach Grad der Varikosis 3 bis maximal 6 Perforansvenen insuffizient. Eine eigene Untersuchung an 228 operativ aufgefundenen Perforansvenen konnte keine typischen Verteilungsmuster in der Höhe, jedoch eine überwiegende Verteilung der Insuffizienzen an der Innenseite des Unterschenkels nachweisen. Klinisch bedeutungsvolle Areale nach Cockett und Boyd am Unterschenkel sowie nach Dodd am Oberschenkel sind nicht sehr exakt festgelegt. Zum anderen bedeutet die starke Variabilität des venösen Blutflusses im epifascialen Venensystem eine zusätzliche Erschwernis.

Leider ist die klinische Bedeutung insuffizienter Perforansvenen erheblich:

- *Bei primärer Varikosis sind insuffiziente Perforantes die Hauptursache für die Ulcusbildung und für postoperative Rezidive.*
- Beim postthrombotischen Syndrom dürften den meisten Ulcera cruris Perforansinsuffizienzen zugrunde liegen. Zusätzlich sind sie hier Ursache umschriebener Schmerzpunkte.

4.4.2 Pathophysiologie

Um die Schwierigkeiten, welche die Unterscheidung zwischen insuffizienter Perforansvene und epifascialer Varize bei der Suche machen, besser verstehen zu können, müssen die möglichen Störungen der Hämodynamik beschrieben werden.

Im Normalfall werden die epifascialen Venen z. T. über das Saphenasystem, z. T. über die fasciendurchbohrenden Perforansvenen, in das tiefe Leitvenensystem drainiert. Die normale Flußrichtung in den Perforansvenen geht also von der Oberfläche in die Tiefe und ist gegen Reflux bei Kontraktion der Wadenmuskulatur durch ein System von Einwegventilen gesichert. Dies sind je eine Klappe am Abgang von der oberflächlichen Vene und an der Mündung in die tiefe Vene und

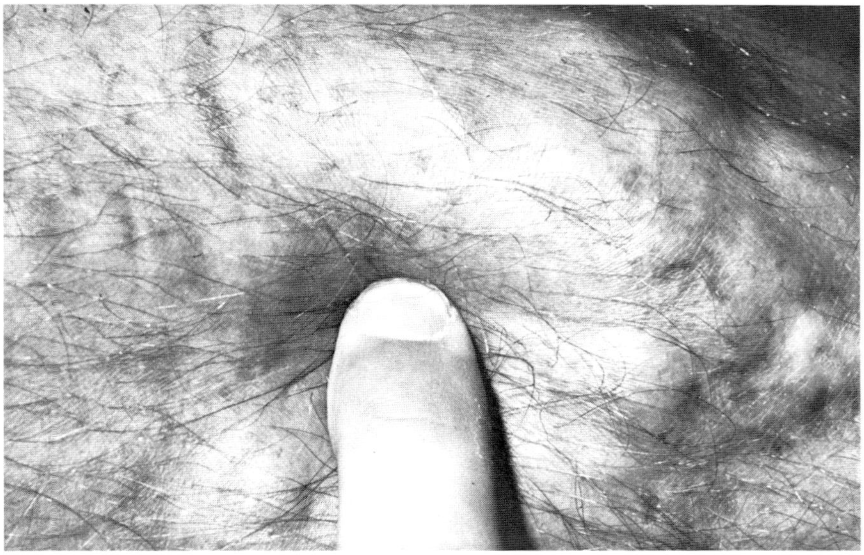

Abb. 28: Tastbare Fascienlücke und umschriebene Hämosiderinpigmentierung der Haut bei ausgeprägter Perforansinsuffizienz.

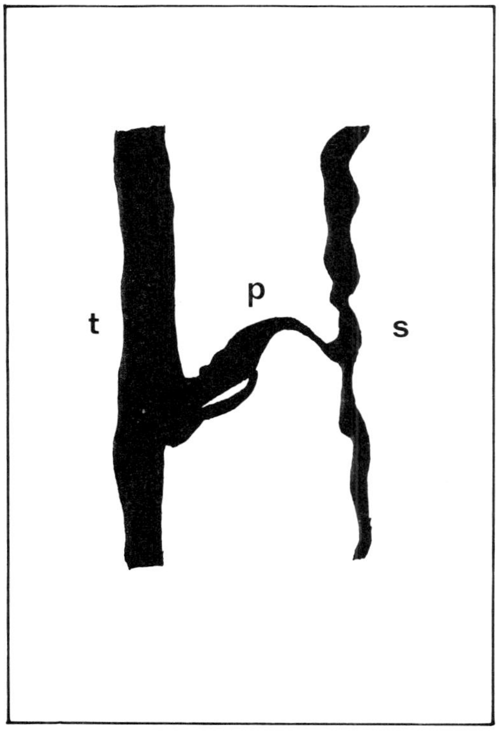

Abb. 29: Phlebogramm einer insuffizienten Perforansvene. t = tiefe Vene, p = insuffiziente Perforans, s = Seitenastvarize.

zusätzlich wahrscheinlich die Kompression der Perforansvene bei Kontraktion der Wadenmuskulatur.

Die normale Perforansvene gleicht also einer Einbahnstraße für den Blutstrom.

Bei der chronisch venösen Insuffizienz, sei es auf dem Boden einer primären Varikose oder eines postthrombotischen Syndroms, werden sowohl die epifascialen Venen wie auch einzelne Perforansvenen erweitert. In den insuffizienten Perforansvenen entsteht dann, um beim gleichen Bild zu bleiben, ein Pendelverkehr zwischen tiefem und oberflächlichem Venensystem und nicht mehr wie vorher eine Einbahnstraße.

Gemessen werden hierbei Blutflüsse von bis zu 1200 ml/min in den Perforansvenen, in den dazugehörigen epifascialen Venen bis zu 300 ml/min.

Während in Ruhe kein Fluß zwischen dem oberflächlichen und tiefen Venensystem nachweisbar ist, werden diese Pendelflüsse durch Kontraktion der Wadenmuskulatur oder Valsalva-Manöver provoziert.

Aus der Tatsache, daß in der Umgebung von Perforansvenen mit zwei verschiedenen Flußphänomen zu rechnen ist, nämlich dem Pendelfluß der Perforansvene und dem Pendelfluß in der oberflächlichen Varize, in welchen die Perforansvene mündet, ergeben sich häufig diagnostische Irrtümer.

4.4.3 Flußphänomene in Perforansvenen bei Untersuchung mittels Ultraschall-Doppler

Mit einem Ultraschalldopplergerät lassen sich normale Perforansvenen nicht nachweisen, sondern nur insuffiziente mit pathologischer Flußrichtung von innen nach außen. Wählt man als Provokationsmanöver den Preßversuch nach Valsalva, so läßt sich bei Perforansinsuffizienz eine Flußspitze während des Pressens nachweisen, die bei Beendigung des Preßversuches verschwindet.

- *Typisch für das Ultraschall-Doppler-Flußgeräusch bei Perforansinsuffizienz ist der verspätete Beginn mit deutlichem Intervall zum Anfang des Preßversuches (Abb. 30).*

Dieses Phänomen kann sowohl mit dem direktionalen wie auch mit dem nichtdirektionalen Doppler nachgewiesen werden (Abb. 31). Die Flußrichtung sollte dabei theoretisch stets auf die Dopplersonde zu gerichtet sein. Bei dem häufig geschlängelten Verlauf insuffizienter Perforansvenen im subkutanen Fettgewebe weiß man jedoch nicht, wie der Ultraschallstrahl auf die durchflossene insuffiziente Perforansvene trifft. Es ist deshalb auch in der Praxis bedeutungslos, ob der Fluß auf die Sonde zu oder von der Sonde weg gerichtet ist.

Atemabhängige Flußschwankungen lassen sich weder mit dem direktionalen noch mit dem nichtdirektionalen Doppler in Perforansvenen nachweisen.

Die Flußspitze beim Valsalva-Manöver mit verspätetem Beginn, d. h. deutlichem Intervall zum Anfang des Preßversuchs jedoch gleichzeitigem Sistieren mit dem Ende des Preßversuchs ist das einzige sichere Kriterium der Perforansinsuffizienz bei Untersuchung mittels Ultraschalldoppler.

4.4.4 Untersuchungstechnik

Bei der Suche nach insuffizienten Perforansvenen mit Ultraschall-Doppler empfehlen sich folgende Regeln:

1. Es sollte nur bei *ödemfreiem Bein* untersucht werden, da sonst die Trefferquote durch zu großen Abstand zwischen der Mündung der nachzuweisenden insuffizienten Perforansvene und dem sendenden Kristall für den Ultraschallstrahl zu groß wird und die Trefferquote erheblich absinkt.
2. Es sollte nicht jeder Quadratzentimeter der Unterschenkelhaut mit der Ultraschallsonde abgesucht werden, sondern

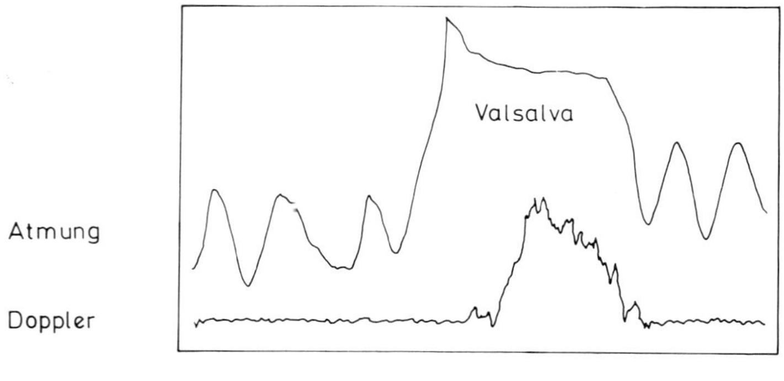

Abb. 30: Für die Perforansinsuffizienz typischer verspäteter Reflux beim Valsalvaversuch.

nur Areale, *die klinisch suspekt* sind und deren klinische Bedeutung bekannt ist.
3 Da sich bei Varikosis irgendwelche Flußphänomene praktisch immer nachweisen lassen, ist *die Diagnostik einer Perforansinsuffizienz die schwierigste aller venösen Ultraschalldoppler-Untersuchungen.* Ein Flußphänomen vorschnell als Perforansinsuffizienz zu erklären, ohne Anwendung strenger Kriterien oder mit unzureichender Technik, führt nur zur Abwertung der Methode.

Bei uns hat sich Folgendes bei der Ultraschalldoppleruntersuchung als ausgesprochen praktisch bewährt:

- *Eine ausreichende „Rundumkompression“* aller die Perforansmündung umgebenden Varizen durch einen fest aufgesetzten Gummiring. Kompression nur oberhalb der aufzufindenden Perforansvene ist nicht ausreichend (Abb. 32).
- Bei der Untersuchung sollte der *Unterschenkel immer herabhängen,* da dann im Beinvenensystem mehr Blutvolumen gespeichert ist als im Liegen, folglich auch mehr Blut in der Perforans pendelt und das Signal damit deutlicher wird.
- Provokationsmanöver wie Wadenkompression (Abb. 32) erzeugen praktisch immer „Rutschgeräusche“ der Sonde auf der Haut. *Deshalb sollte nur der Preßversuch nach Valsalva und Fußbewegungen als Provokationsmanöver verwendet werden.*
- *Beim Preßversuch nach Valsalva sollen ausschließlich verzögerte Refluxgeräusche gewertet werden* (Abb. 30). Früher Reflux ist stets verdächtig auf eine nicht abgedrückte Seitenastvarize.

4.4.5 Untersuchungsgang

Zur Untersuchung sind folgende Utensilien notwendig:

1. *Ein Hartgummiring* z. B. von Spielzeugautoreifen oder Nähmaschinen. Ringe aus unelastischem Material, z. B. Gardinenringe, sind nicht geeignet, da sie der Rundung des Unterschenkels nicht völlig anliegen und somit unter Umständen eine epifasciale Varize nicht komplett komprimieren.
2. Zur Untersuchung sollte eine 8 MHz-Sonde verwendet werden, die den Innendurchmesser des Ringes weitgehend ausfüllt.
3. Direktionale und nicht-direktionale Ultraschalldoppler-Geräte sind gleichwertig (Abb. 31), da die Bestimmung der Flußrichtung ohne praktische Bedeutung ist.

Die klinisch verdächtige Region, z. B. beim Ulcus cruris die Haut oberhalb des Geschwürs, bei postthrombotischem Syndrom eng umschriebene Schmerzareale mit den beschriebenen klinischen Zeichen, wird folgendermaßen mit der Ultraschalldopplersonde abgesucht (Abb. 33):

- *Bei herabhängendem Unterschenkel* wird der Gummiring fest auf das verdächtige Hautareal gedrückt, so daß ein Zustrom von Blut über umgebende Varizen nicht möglich ist.
- Dann wird der Gummiring in der Mitte mit Ultraschall-Gel gefüllt und die Ultraschalldopplersonde in den gelgefüllten Ring eingepaßt.
- Da ohne Provokationsversuche (Abb. 32) in der insuffizienten Perforansvene in Ruhe kein Blut fließt, muß man den *Blutfluß mit Hilfsmechanismen in Gang setzen.*
- Es werden Kompression der Wadenmuskulatur, Dorsal- und Plantarflexion des Fußes oder der Preßversuch nach Valsalva verwendet. Wir bevorzugen das *Valsalvamanöver und Fußbewegungen,* da Wadenkompression Störgeräusche durch Rutschen der Sondenspitze auf der Haut hervorrufen kann, welche unter Umständen kurze Flußphänomene vortäuschen.
- Meist muß der Provokationsversuch *mehrmals*

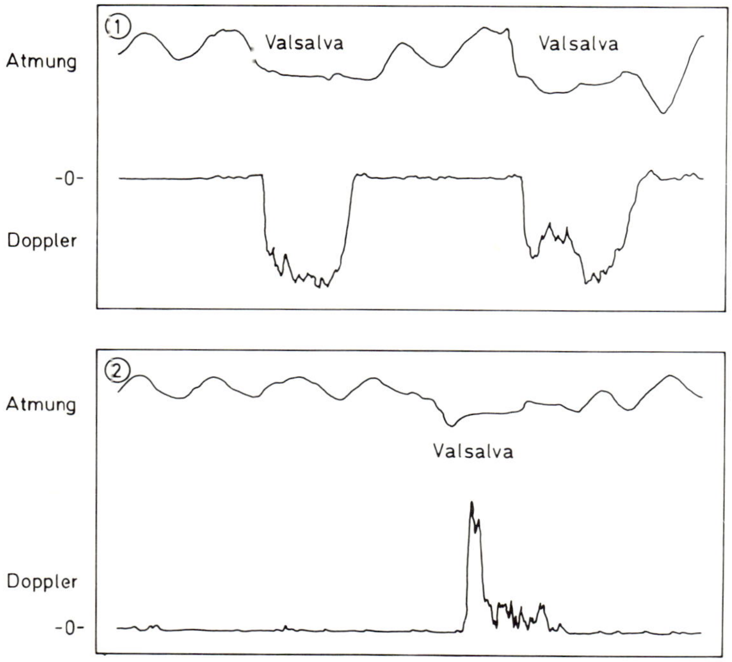

Abb. 31: Nachweis der Perforansinsuffizienz beim Valsalvaversuch. Direktionaler (1) und nichtdirektionaler (2) Ultraschall-Doppler.

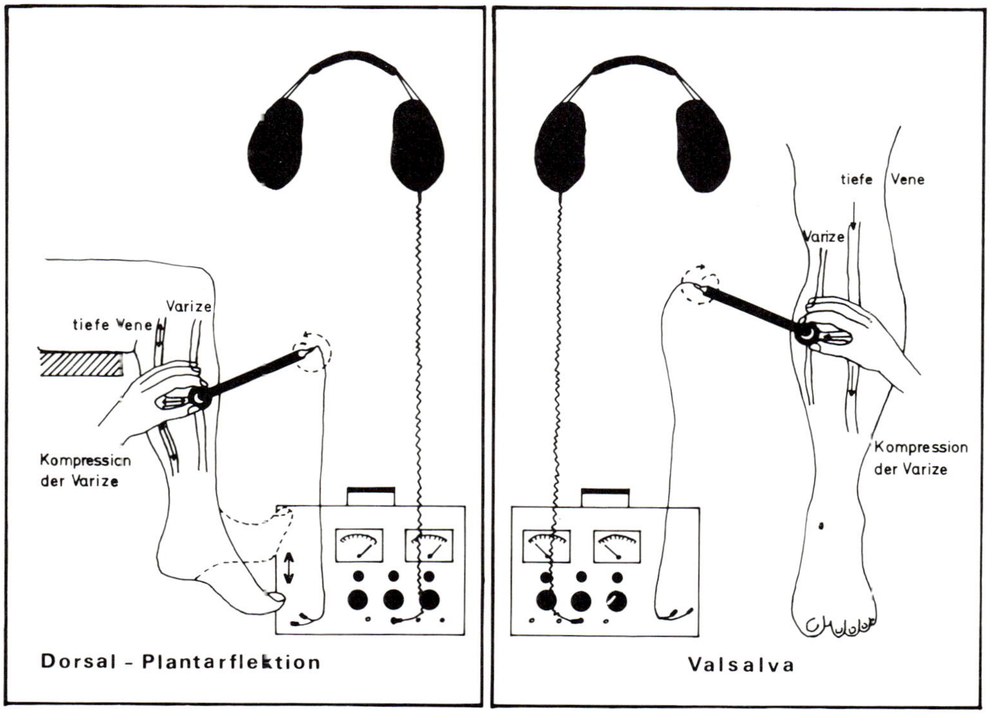

Abb. 32: Untersuchungstechnik bei Perforansinsuffizienz: Verschiedene Provokationsmanöver.

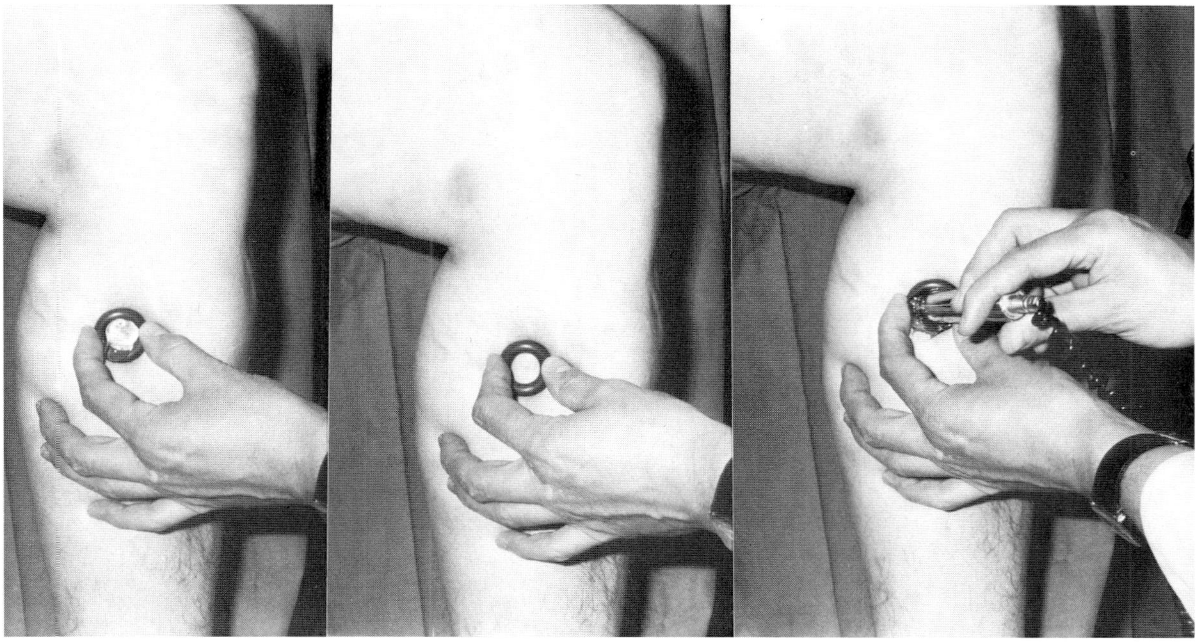

a b c

Abb. 33a, b und c): Die drei Schritte der Suche nach insuffizienten Perforansvenen mit Ultraschalldoppler.
a) Festes Aufsetzen des Hartgummiringes auf das Areal mit Kompression oberflächlicher insuffizienter Venen
b) Einfüllen von Ultraschallgel in den Gummiring
c) Einsetzen der Dopplersonde in den mit Ultraschallgel gefüllten Ring und Suche nach einem Reflux beim Valsalvamanöver.

wiederholt werden, bis bei ständigem Ändern des Einfallwinkels der Ultraschallsonde und unter Umständen auch leichtem Verschieben des Ringes das typische, auf die Zeit des Preßversuches beschränkte verzögerte Flußgeräusch gefunden wird.

- Bei festem Druck des Gummiringes auf die Haut mit Abdrücken der epifascialen Varizen kann ein solcher Blutfluß nur aus der Tiefe über eine insuffiziente Perforansvene kommen.

Wichtig ist die wiederholte Registrierung dieser Flußspitze beim Valsalvamanöver durch das Gehör.

Welche Fehler können bei der Ultraschall-Doppler-Diagnostik von insuffizienten Perforansvenen gemacht werden?

1. Die Suche nach typischen Flußsignalen, ohne klinische Hinweise zu werten.
2. *Mangelhafte Kompression* der umgebenden epifascialen Varizen, da dann nicht mehr sicher entschieden werden kann, ob die Flußspitze beim Pressen aus den oberflächlichen Varizen oder aus einer insuffizienten Perforansvene kommt. Atemmodulation des Blutflusses und sofortiger Beginn eines Refluxgeräusches beim Pressen sind verdächtig auf epifasciale Varizen.
3. *Ein einziges, bei Wiederholung nicht mehr auffindbares Flußgeräusch kann nicht als Nachweis einer Perforansvene gewertet werden.* Das Signal muß vielmehr mehrmals nacheinander provozierbar sein, um Pseudosignale durch Rutscheffekt der Sonde auf der Haut auszuschließen.
4. Sucht man mit der Sonde nur in einem Neigungswinkel, verfehlt man häufig in der Nähe mündende Perforantes.

5. Extrakranielle Hirngefäßerkrankungen

5.1 Verschlußkrankheiten der Arteria carotis

In der Bundesrepublik Deutschland stehen seit Jahren die Hirngefäßkrankheiten in der Todesursachenstatistik an dritter Stelle. 1978 rangierten sie mit 102 047 hinter 141 523 ischämischen Herzkrankheiten und 145 404 Malignomen. Wenngleich zu den Hirngefäßerkrankungen auch die hier nicht zur Diskussion stehenden intrakraniellen Gefäßläsionen und subarachnoidalen Blutungen zählen, so sind diese Zahlen doch soweit von immenser Bedeutung, als man von 25–60% extrakraniellen Hirngefäßläsionen auszugehen hat.

Der Volkswirtschaft entstehen aber darüber hinaus bedeutende Schäden durch den hohen Invaliditätsgrad der an Hirngefäßkrankheiten leidenden Patienten. Wenn schon die Chirurgie der extrakraniellen Arteria carotis vermutlich kaum die Zahl der an Hirngefäßerkrankungen Verstorbener reduzieren kann, weil bei ausgeprägter Koinzidenz von koronarer Herzkrankheit und Verschlußkrankheit der Arteria carotis der Tod meist auf den Boden kardialer Komplikationen wie plötzlicher Herztod infolge maligner Herzrhythmusstörungen oder akutem Myocardinfarkt eintritt, so kann doch durch die Operation die drohende Invalidisierung durch den Schlaganfall in vielen Fällen abgewendet werden.

Wenn auch das Krankheitsbild des Schlaganfalles schon Hippokrates bekannt war, so hat doch erst 1914 der amerikanische Neurologe Hunt auf die Bedeutung der Halsschlagadern hingewiesen und beim Schlaganfallpatienten die gründliche Untersuchung der Halsgefäße durch Palpation und Auskultation wie die der peripheren Gefäße bei Claudicatio intermittens gefordert. 1927 wurde von Moniz über die erste Angiographie berichtet, dabei handelt es sich interessanterweise um eine Darstellung der Hirngefäße; die angiographische Darstellung der Extremitätengefäße erfolgte erst Jahre später. Der erste angiographische Nachweis eines Carotisverschlusses wurde 1936 von Sjöquist publiziert. 1954 berichteten Eastcott u. Mitarbeiter über die erste gefäßchirurgische Rekonstruktion der Carotisstrombahn.

Die Auskultation der A. carotis am Hals zählt zu den direkten Methoden der nichtinvasiven Untersuchung, zu dieser Kategorie gehört aber auch die Gefäßpalpation. Die ist im allgemeinen wenig ergiebig, allenfalls ein Karotis-communis-Verschluß kann durch einen Pulsausfall erkannt werden. Die Karotis-Phonoangiographie stellt nur eine Variante der Auskultation dar, indem mit einem Mikrophon die auskultierbaren Geräusche auf einem Registrierschreiber aufgezeichnet werden.

Das Abtasten der extrakraniellen Carotis am Hals mit Continuouswave-Doppler-Sonden stellt heute eine zuverlässige und standardisierte Methode dar. Beim Dopscan wird die Doppler-Sonde in einem x-y-Koordinatensystem geführt und durch Registrierung von vielen Meßpunkten auf einem Speicheroscilloskop ein zweidimensionales Bild der extrakraniellen Karotisgabel aufgezeichnet, Rückschlüsse auf die Gefäßmorphologie bzw. -Pathologie erlauben diese Bilder jedoch nur im Ausnahmefall. Beim Echoflowsystem ist das letztgenannte Verfahren so weit entwickelt worden, daß die registrierten Doppler-Signale durch eine Analog-Computer-Elektronik in drei Kategorien mit normalem Frequenzanteil entsprechend einer normalen Gefäßanatomie, beschleunigten Signalen entsprechend einer Stenose und hochfrequenten Doppler-Signalen entsprechend höchstgradigen Gefäßstenosen eingeteilt wird und mit Hilfe einer Farbkodierung auf dem zweidimensionalen Bild markiert werden. Das Prinzip des gepulsten Dopplers wurde schon vorstehend angesprochen (siehe Seite 13).

Bei der B-Bildsonographie wird wie bei der Oberbauchsonographie ein zweidimensionales Bild der Halsgefäße dargestellt. Neueste, speziell zur nichtinvasiven Karotiskreislaufdiagnostik entwickelte hochfrequente Nahfeldscanner scheinen gute diagnostische Trefferraten zu erzielen. Die technische Entwicklung ist jedoch noch im Fluß.

Bei den Duplexscannern hat man in einem Gerät das System der B-Mode-Sonographie mit dem des gepulsten Dopplers vereinigt. Somit gelingt neben der Darstellung der Gefäßanatomie auch die Beobachtung des Blutflusses in qualitativer, bei neuesten Entwicklungen auch in quantitativer Hinsicht. Diese Systeme könnten in Zukunft in der Klinik Anwendung finden.

Von indirekten Methoden sprechen wir dann, wenn sich das Untersuchungsverfahren auf eine Veränderung der Hämodynamik hinter der Karotis-Obstruktion stützt. Zu diesen Verfahren zählt auch das sogenannte Frontalarterienzeichen, bei dem auf einen palpatorischen Nachweis einer Strömungsumkehr in den supraorbitalen Gefäßen abgezielt wird. Ophthalmodynamometrie und Ophthalmodynamographie sind von anderen indirekten Verfahren verdrängt worden. In den USA haben weite Verbreitung die Oculoplethysmographie und die Oculopneumoplethysmographie gefunden. Die Bestimmung der Kreislaufzeit vom Arm zur Retina nach intravenöser Injektion von Fluoreszein hat sich gleichfalls bei der Diagnostik von Karotis-Obstruktionen nicht bewährt. Bei der Thermographie (Platten- oder Infrarot-Thermographie) wird auf Grund einer kalten Zone im periorbitalen Bereich auf eine Karotis-Obstruktion rückgeschlossen. Bei der indirekten Doppler-Sonographie wird nach einer bei Karotis Obstruktion vorliegenden Strömungsumkehr an den periorbitalen Gefäßen gesucht. Die supraorbitale Photoplethysmographie ist eine einfache indirekte Methode, die von medizinischem Hilfspersonal durchgeführt werden kann. Die supraorbitalen Blutvolumenpulse rühren im Normalfall vom Interna-Stromgebiet, jedoch vom Externa-Stromgebiet, wenn ein Karotis-Verschluß vorliegt, erkennbar an einer drastischen Abnahme der supraorbitalen Pulsamplitude während Kompression von Externa-Ästen. Auch die supraorbitale Fluoreszenzangiographie zählt zu den einfachen Verfahren: nach intravenöser Bolusinjektion von Fluoreszein tritt während bimanueller Kompression von A. temporales superficiales und A. faciales die Fluoreszenz in Abhängigkeit von der Karotisinterna-Obstruktion auf der zugehörigen Stirnseite deutlich später auf; über mehrere Sekunden wird man einen Fluoreszenz-Defekt beobachten.

Als Standardmethode haben sich die indirekte und direkte Doppler-Sonographie durchgesetzt.

Nachdem Maroon im Jahre 1969 mit einem unidirektionalen Doppler-Ultraschall-Gerät die Strömungsumkehr in der A. ophthalmica bei Carotisverschlüssen nachwies, hat dies Verfahren der Basler Neurologe Müller 1971 durch die Anwendung bidirektionaler Doppler-Ultraschall-Geräte vervollkommnet und den Weg zur weltweiten Verbreitung dieser Methode geebnet. Nachdem amerikanische und japanische Untersucher Versuche zur Doppler-sonographischen Diagnostik von Karotis-Obstruktionen durch Direkt-Beschallung am Hals erfolglos aufgegeben hatten, weil sie zwischen A. carotis externa und interna nicht unterscheiden konnten, gelang 1974 den Franzosen Pourcelot und Planiol auf der Basis physiologischer Überlegungen eine eindeutige Differenzierung von A. carotis communis, interna und externa: die A. carotis externa hat, da sie den Gesichtsschädel mit mimischer Muskulatur versorgt, eine Blutflußcharakteristik wie periphere Arterien (beispielsweise A. radialis) mit niedriger diastolischer Flußkomponente; die A. carotis interna hat hingegen eine hohe diastolische Flußkomponente, weil sie das Gehirn mit niedrigem peripheren Gefäßwiderstand versorgt. 1976 gelang der Freiburger neurologischen Arbeitsgruppe um Büdingen, Freund und von Reutern, der eindeutige Nachweis, daß man mit der Doppler-Sonographie die einzelnen Karotis-externa-Äste identifizieren, und darüber hinaus Stenosen und Verschlüsse der A. carotis interna zuverlässig nachweisen kann. Inzwischen wird seit 1979 von höchsterfahrenen Untersuchern unter ganz bestimmten Bedingungen auf eine angiographische Kontrolle des Doppler-sonographischen Befundes vor der gefäßchirurgischen Rekonstruktion verzichtet.

5.1.1 Anatomische Grundlagen

Ohne anatomische und pathophysiologische Grundkenntnisse ist die Durchführung der Doppler-Sonographie der Gefäße wertlos. Aus dem Aortenbogen entspringt rechtsseitig der Truncus brachio-cephalicus, aus dem dann die A. subclavia und die rechte A. carotis communis entspringt. Linksseitig gehen A. subclavia und A. carotis communis getrennt direkt aus dem Aortenbogen ab.
Die *A. vertebralis* geht aus dem Truncus brachiocephalicus rechts direkt distal des Abgangs der A. carotis communis ab, links entspringt sie aus der A. subclavia, so daß beide Vertebral-Arterien supraclavicular latero-dorsal der A. carotis communis zu liegen kommen. Nach dem Ursprung verlaufen die Vertebral-Arterien nur kurzstreckig frei, bis sie in Höhe des 6. Halswirbelkörpers in das Foramen costotransversarium eintreten. Sie ziehen dann fast senkrecht nach cranial durch die Querfortsätze der Halswirbel, und bilden nach Austritt aus dem Atlasquerfortsatz und vor Eintritt in das Schädelinnere durch das Hinterhauptsloch die Atlasschlingen (Abb. 34).

Die *A. carotis communis* verläuft am Hals seitlich der Luftröhre und teilt sich meist in Höhe des Schildknorpels in der Karotisgabel in *A. carotis externa und interna* auf. An der Teilungsstelle ist die A. carotis zum Bulbus leicht erweitert. Meistens verläuft die A. carotis interna lateral und dorsal der A. carotis externa (85–90%). In Höhe der Schädelbasis tritt kurz vor Eintritt in den Kanalis caroticus eine medial konvexe Krümmung auf. Die A. carotis interna gibt extracraniell keine Äste ab, im intracraniellen Verlauf geht in Höhe der Konvexität des Carotissiphons die A. ophthalmica ab (Abb. 35), sie stellt die Verbindung zwischen Externa- und Interna-Kreislauf dar *(Ophthalmicakollaterale).* Währenddem die Carotis interna sich an der Hirndurchblutung beteiligt, werden von der A. carotis externa und ihren Ästen Halsorgane und Kopf- und Gesichtsmuskulatur mit Blut versorgt.

Als erster Externaast verläuft die A. thyreoidea superior direkt nach der Karotisgabel abgehend

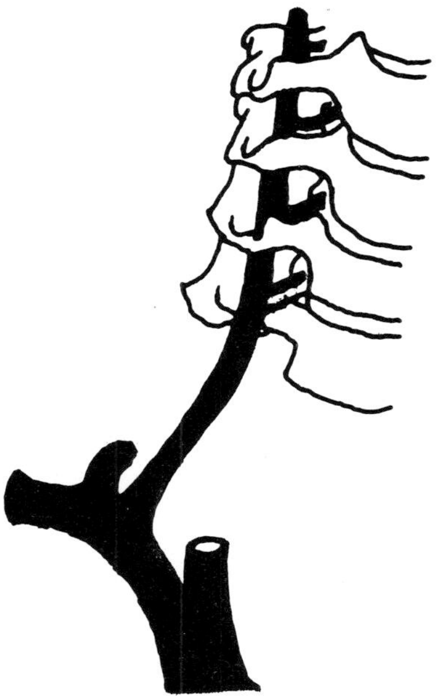

Abb. 34: Schematische Darstellung zur Anatomie der extrakraniellen A. vertebralis. Die A. vertebralis entspringt aus der A. subclavia nach Abgang der rechten A. carotis communis aus dem Truncus brachiocephalicus. Nach kurzem freien Verlauf tritt sie in Höhe des 6. Halswirbelkörpers in die Foramina transversaria.

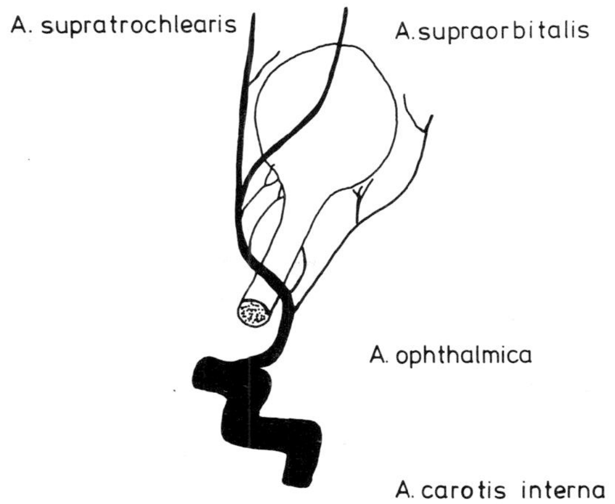

Abb. 35: Schematische Darstellung zur Anatomie der Ophthalmica-Kollaterale. Die A. carotis interna gibt nach Durchlaufen des Syphons die A. ophthalmica ab, aus der die medial verlaufende A. supratrochlearis und die durch das Foramen supraorbitale verlaufende A. supraorbitalis entspringt, die hier mit Externaästen anastomisieren.

medial zunächst bis zur Schleifenbildung eine kurze Strecke nach kranial und dann nach caudal zur Schilddrüse zu. Auch die A. lingualis liegt medial der A. carotis externa. Wiederum medial entspringt die A. facialis zunächst zum Kieferwinkel laufend und dann kurz vor dem Ansatz des Musculus masseter über den Unterkiefer schlingend in Richtung Nasenwurzel ziehend. Nach dorsal gibt die A. carotis externa die A. pharyngea ascendens, die die obere Schlundmuskulatur versorgt, und die A. occipitalis ab; sie ist deshalb besonders wichtig, da sie mit der A. vertebralis im Mastoidbereich verwechselt werden kann. Die A. temporalis superficialis verläuft gleichsam als direkte Fortsetzung des Externahauptstammes als letzter Ast zur Schläfenregion, von wo aus sich Äste bis zur Orbitalregion fortsetzen, wo sie mit Ophthalmica-Endästen anastomisieren (Abb. 36).

Zum Verständnis der indirekten Doppler-Sonographie ist die detaillierte Kenntnis der Kollateralsysteme unabdingbare Voraussetzung. Bei hochgradigen intra- oder extracraniellen Obstruktionen können Umgehungskreisläufe kompensierend eingreifen. Besondere Bedeutung kommt neben der Ophthalmicakollaterale, der Occipitalis-Vertebralis-Anastomose und dem Circulus ateriosus Willisi zu.

Liegt eine höhergradige Stenose oder gar ein Verschluß der extra- oder intracraniellen A. carotis interna vor, so kann die Ophthalmicakollaterale über eine retrograde Durchblutung zu einer Wiederauffüllung der A. carotis interna führen. Dabei speisen Externaäste über periorbitale Gefäße wie die A. supraorbitalis und A. supratrochlearis, die selbst der Ophthalmica entspringen, die A. carotis interna. Meist sind an dieser Kollateralversorgung die A. temporalis superficialis und die A. facialis beteiligt. Wichtig erscheint, hier zu erwähnen, daß auch eine Versorgung von der kontralateralen A. carotis externa möglich ist, da die periorbitalen Gefäße beider Seiten über Verbindungsäste (Ramus communicans der A. dorsalis nasi) anastomisieren. Die Occipitalis-Vertebralis-anastomose stellt eine extrakranielle Verbindung zwischen den Systemen der Karotiden und der Vertebralarterien dar. Diese wird bei proximaler

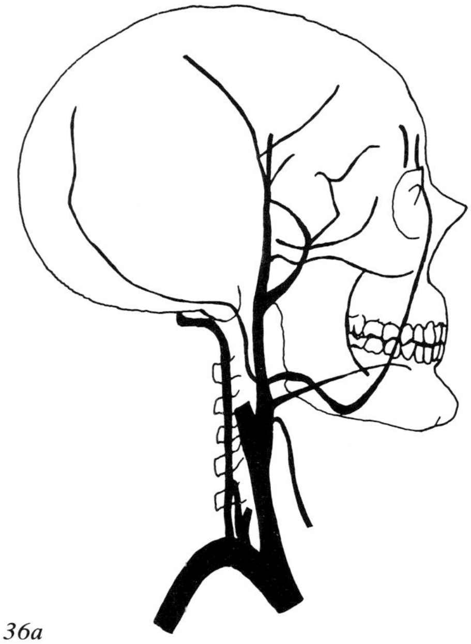

Abb. 36a

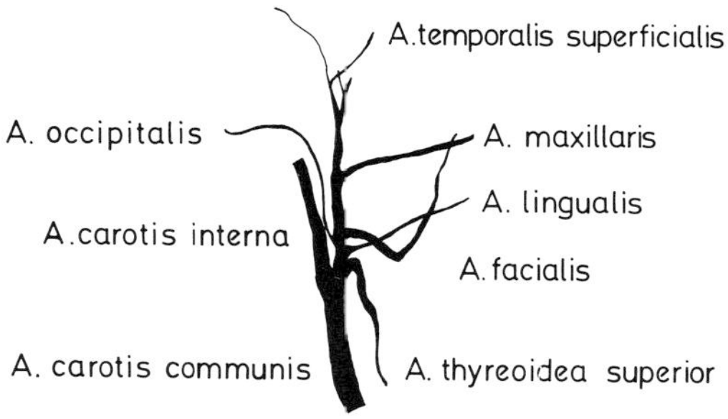

Abb. 36b

Abb. 36a u. b: Schematische Darstellung zur Anatomie der extrakraniellen A. carotis. Aus dem Truncus brachio-cephalicus entspringt die (rechte) A. subclavia, aus der wiederum nach Abgang des Truncus thyreocervicalis die A. vertebralis entspringt. Auch die A. carotis communis entspringt rechtsseitig aus dem Truncus brachio-cephalicus. Die aus dem Bulbus caroticus entspringende A. carotis interna ist nur angeschnitten dargestellt; die von der A. carotis externa abgehenden dargestellten Äste sind die nach unten verlaufende A. tyreoidea superior, die A. lingualis, die A. facialis, die sich über den Kieferwinkel schwingend bis zur Augenhöhle verläuft, die A. occipitalis nach dorsal verlaufend sowie zahlreiche Äste der A. temporalis superficialis.

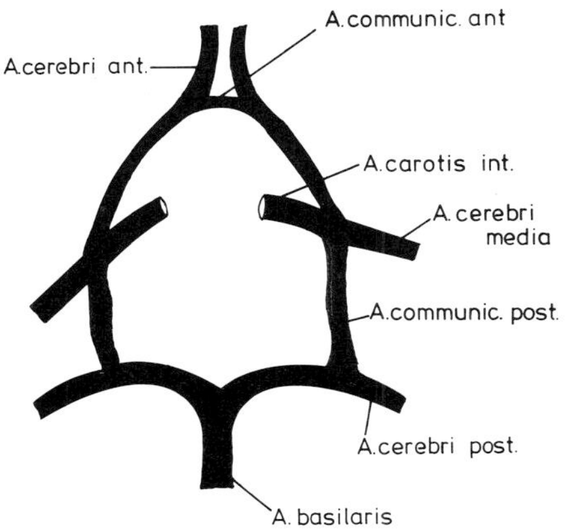

Abb. 37: Schematische Darstellung zur Anatomie des Circulus Willisi.

Obstruktion der A. vertebralis zur Durchströmung ihres distalen Abschnitts und auch bei Verschluß der A. carotis communis benutzt, wobei es im letzteren Fall zur retrograden Durchströmung der A. occipitalis und orthograder Füllung anderer Externaäste und der A. carotis interna kommt.

Die A. vertebralis tritt als Kollaterale dann in Kraft, wenn ein hochgradiger Gefäßprozeß des Truncus brachio-cephalicus oder der A. subclavia vor Abgang der Vertebralarterien vorliegt. Dann kann dem Hirnkreislauf über eine retrograde Vertebralis-Durchströmung Blut zu Gunsten des betroffenen Armes entzogen werden. Man spricht von einem Subclavian-Steal-Phänomen.

Anatomische Basis weiterer möglicher Kompensationsmechanismen ist der *Circulus arteriosus Willisi,* der intrakraniell an der Hirnbasis angelegt ist. Er stellt zum einen eine Verbindung beider Hirnhemisphären und zum anderen eine Verbindung zwischen Karotis- und vertebro-basilärem Kreislaufgebiet dar. Nach Eintritt der Vertebralarterien durch das Hinterhauptsloch vereinigen sie sich zur A. basilaris, diese ist mit dem Karotiskreislaufsystem auf jeder Seite durch eine A. communicans posterior verbunden. Die beidseitigen Karotiskreislaufsysteme sind im Circulus arteriosus Willisi durch die A. communicans anterior zwischen den beiden Aa. cerebri anteriores, die der A. carotis interna entspringen, kurzgeschlossen (Abb. 37). Bei allen pathophysiologischen Betrachtungen ist jedoch zu beachten, daß diese Ringkollaterale nur bei 25% der Bevölkerung komplett ausgebildet ist, so daß die theoretisch möglichen Kompensationsmechanismen in der Praxis nicht immer vorliegen können.

5.1.2 Klinik der Karotis-Insuffizienz

Man unterscheidet von der Karotis-Insuffizienz die sogenannte *Vertebro-basiläre-Insuffizienz,* die mit Beschwerden wie
Schwindel,
Syncopen,
Ohrensausen,
Doppelbildersehen,
dysarthrischen Sprachstörungen
drop-attacks (plötzliches Hinstürzen ohne Bewußtseinsverlust)
einhergeht.

Tabelle 8. Symptome der Carotis- und Vertebralisinsuffizienz

	Symptomatik	
	Carotis-Insuffizienz	Vertebrobasiläre Insuffizienz
Schwindel		+ + +
Synkopen		+ + +
Doppelbilder		+ + +
Ohrensausen		+ + +
Drop attacks		+ + +
Dysarthrien		+ + +
Monokuläre Sehstörungen	+ + +	
Sensible Halbseitenbefunde	+ + +	
Motorische Halbseitenbefunde	+ + +	
Aphasie	+ + +	
Homonyme Hemianopsie	+ + +	

Hingegen leiden Patienten mit *Karotis-Insuffizienz* an:
monoculären Sehstörungen wie Amaurosis fugax oder aber auch homonymen Hemianopsien,
häufiger jedoch an neurologischen Halbseitenausfällen wie

Hemihypästhesien,
Hemiparesen oder auch
Aphasien (Tabelle 8).

Tabelle 9. Stadien der Carotisinsuffizienz

Stadium	Symptomatik	Anmerkungen
I	keine Symptome	Ib: Symptome der vertebrobasilären Insuffizienz
II	Amaurosis fugax. Transitorisch ischämische Attacke	Vollkommene Rückbildung innert 24 Stunden
III	Stroke in evolution. Prolongiert reversibles neurologisches Defizit	(Teil-)Rückbildung > 24 Stunden
IV	kompletter Schlaganfall	in der Regel kaum Rückbildungstendenz

Man unterteilt aus rein praktischen Gründen die Karotis-Insuffizienz in vier Stadien (Tabelle 9).

Im Stadium I liegen bei subjektiver *Beschwerdefreiheit* des Patienten objektive Kriterien für eine Karotis-Obstruktion (Stenose oder Verschluß) vor.

Im Stadium II werden *transitorisch ischämische Attacken* berichtet mit flüchtigen neurologischen Halbseitenbefunden, die sich innerhalb Minuten, spätestens jedoch nach 24 Stunden komplett ohne Residuen zurückgebildet haben müssen; hierzu zählt auch die *Amaurosis fugax.*

In Stadium III treten die neurologischen Ausfälle in Stufen zunehmend auf, und die Rückbildung dauert mehr als 24 Stunden. Zeigt dieses eine deutliche Rückbildungstendenz, sprechen wir vom sogenannten *prolongiert reversiblen ischämischen neurologischen Defizit (Prind).*

Es kann sich im Stadium III aber auch um einen *progredienten Hirninfarkt* ohne Rückbildungstendenz handeln.

Vom Stadium IV sprechen wir, wenn sich die *neurologische Symptomatik* tatsächlich *schlagartig voll ausbildet;* dieses Stadium zeigt in aller Regel kaum eine Rückbildungstendenz.

Die gefäßchirurgische Operation der extrakraniellen Karotis stellt eine rein prophylaktische Maßnahme dar. Die Indikation ist unumstritten im Stadium II, da diese Patienten in einem höheren Prozentsatz Gefahr laufen, einen Hirninfarkt zu entwickeln. Die Karotisthrombendarteriektomie hat eine Mortalität von 1–2%, wenn sie von einem erfahrenen Gefäßchirurgen ausgeführt wird; auch die Morbidität überschreitet diese Grenze nicht, wobei nur in seltenen Fällen permanente neurologische postoperative Defizite zu beklagen sind. Eine prophylaktische Rekonstruktion der Karotis interna ist auch dann indiziert, wenn es sich um ein prolongiert reversibles neurologisches Defizit handelt.

Im Stadium I der asymptomatischen Karotis-Stenose scheint zumindest dann die Indikation zur prophylaktischen Thrombendarteriektomie nicht umstritten zu sein, wenn der Patient sich einer anderen allgemeinen kreislaufbelastenden chirurgischen Intervention unterziehen muß: Hier sind im gefäßchirurgischen Bereich zu nennen das Bauchaortenaneurysma und die Verschlußkrankheit vom Beckentyp. Bedenkt man, daß ein Patient mit asymptomatischer Karotis-Stenose durch eine plötzliche Hypotonie infolge einer oberen Intestinalblutung oder eines akuten Myocardinfarktes symptomatisch werden kann, wird man die Indikation zur Thrombendarteriektomie der A. carotis interna im Stadium I auch weiter stecken wollen.

Im akuten Stadium IV ist jede chirurgische Intervention kontraindiziert, allerdings kann nach 6wöchigem Intervall eine etwa kontralateral vorhandene Karotis-Stenose vom Gefäßchirurgen angegangen werden.

Kann das Stethoskop dazu dienen, durch Detektion von Gefäßgeräuschen bei der internistischen Routineuntersuchung asymptomatische Karotis-Stenosen zu erkennen, so werden bei neurologisch symptomatischen Patienten Karotis-Obstruktionen nur zu 60% durch einen Auskultationsbefund aufgedeckt. Dies rührt zum einen daher, daß die eigentlich stummen Karotis-interna-Verschlüsse nur teilweise durch begleitende Gefäßgeräusche von der A. carotis externa oder

A. carotis communis auffällig werden, und andererseits niedergradige Stenosen noch kein Gefäßgeräusch, höchstgradige Stenosen schon kein Gefäßgeräusch mehr hervorrufen.

5.1.3 Indirekte Doppler-Sonographie des Karotis-Kreislaufs

5.1.3.1 Pathophysiologische Grundlagen

Pathophysiologische Basis der indirekten Doppler-Sonographie des Karotiskreislaufsystems ist die *Ophthalmicakollaterale.* Liegt eine höhergradige Stenose oder ein Verschluß der A. carotis interna vor, so wird die der A. carotis interna entspringende A. ophthalmica über ihre Endäste A. supraorbitalis und A. supratrochlearis retrograd von Externaästen gespeist. Dies hängt von dem durch Obstruktionen geänderten Druckgradienten zwischen Interna- und Externa-Kreislaufsystem ab. Beim Gesunden sind die periorbitalen Gefäße A. supraorbitalis und A. supratrochlearis – nachweisbar mit dem bidirektionalen Doppler – so durchströmt, daß der Blutfluß auf den Untersucher zu gerichtet ist, d. h. das Blut fließt vom inneren der Schädelkapsel nach außen. Liegt beim Patienten hingegen eine höhergradige Stenose oder ein Verschluß der A. carotis interna vor, springt das Kollateralgefäßsystem ein, und man wird mit der Dopplersonde eine retrograde Durchströmung der A. supraorbitalis bzw. der A. supratrochlearis nachweisen können. Das Blut fließt vom Untersucher weg aus dem Gesichtsschädelbereich zum Schädelinneren hin. *Wir sprechen dementsprechend beim Gesunden von orthograder und beim Kranken von retrograder Strömung (Abb. 38).*

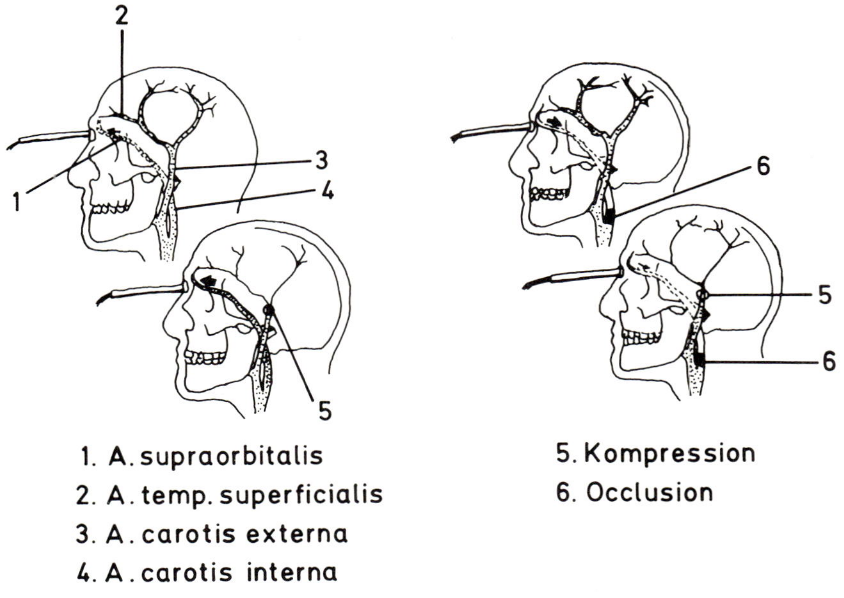

Abb. 38: Schematische Darstellung der Direktional-Doppler-Ultrasonographie der A. supratrochlearis. Die Blutflußrichtung in der A. supratrochlearis ist im Normalfall auf die Dopplersonde zugerichtet (links oben), diese orthograde Flußgeschwindigkeit nimmt unter Externaastkompression (5) noch zu (links unten). Liegt eine Obstruktion der A. carotis interna vor (6), wird die Blutflußrichtung retrograd (rechts oben) und sie nimmt unter Externaastkompression (5) deutlich ab (rechts unten). Modifiziert nach F. W. Logerfo und G. R. Mason in Surgery 76: 723, 1974

5.1.3.2 Normale und Pathologische Doppler-Signale

Da im Verlauf der periorbitalen Gefäße eine Wasserscheide zwischen Externa- und Internakreislauf anzunehmen ist, die sich in Abhängigkeit von den Druckverhältnissen in Folge von Obstruktionen verändern wird, ist eine solche Verschiebung der Wasserscheide anzunehmen. Dementsprechend ergeben sich verschiedene Kriterien (Abb. 39).

Beim Gefäßgesunden wird man beim Vorliegen einer orthograden Strömung während Externaast-Kompression eine leichte Strömungszunahme

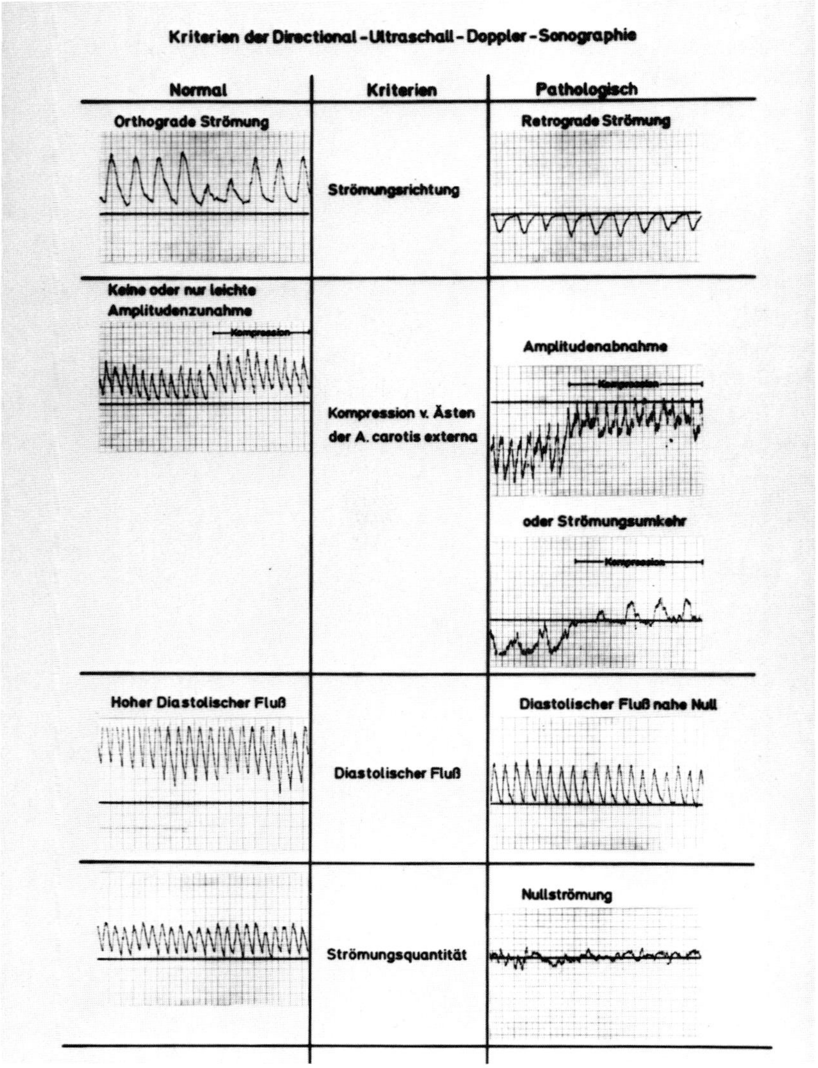

Abb. 39: Normale und pathologische Kriterien der Direktional-Doppler-Ultrasonographie der A. supratrochlearis. Die Null-Strömung ist in den Registrierbeispielen mit einer dicken Linie eingezeichnet. Papiervorschub in den einzelnen Beispielen unterschiedlich. Einzelheiten vgl. Text.

oder gar keine Änderung der Blutflußgeschwindigkeit wahrnehmen. Die Blutflußzunahme läßt sich dadurch erklären, daß bei Wegfall des Gegendrucks im Kreislauf der A. carotis externa die Flußgeschwindigkeit in den periorbitalen Gefäßen, die von der A. carotis interna gespeist werden, ansteigen kann.

- *Die retrograde Strömung ist ein zuverlässiges Kriterium für das Vorliegen einer hochgradigen Stenose oder eines Verschlusses der A. carotis interna (Abb. 40). Allein der Nachweis einer retrograden Strömung kann jedoch diagnostisch nicht gewertet werden, vielmehr muß durch Kompressionstests das entsprechende Kollateralgefäß der A. carotis externa festgelegt werden.* Dies ist deshalb von so entscheidender Bedeutung, weil natürlich auch im Bereich der A. supratrochlearis Gefäßanomalien wie Schlingenbildungen vorliegen können, so daß bei der Beschallung eine retrograde Durchströmung vorgetäuscht wird. Auf der anderen Seite kann eine solche Schlingenbildung auch bei Vorliegen einer höhergradigen Interna-Obstruktion eine orthograde Strömung vortäuschen

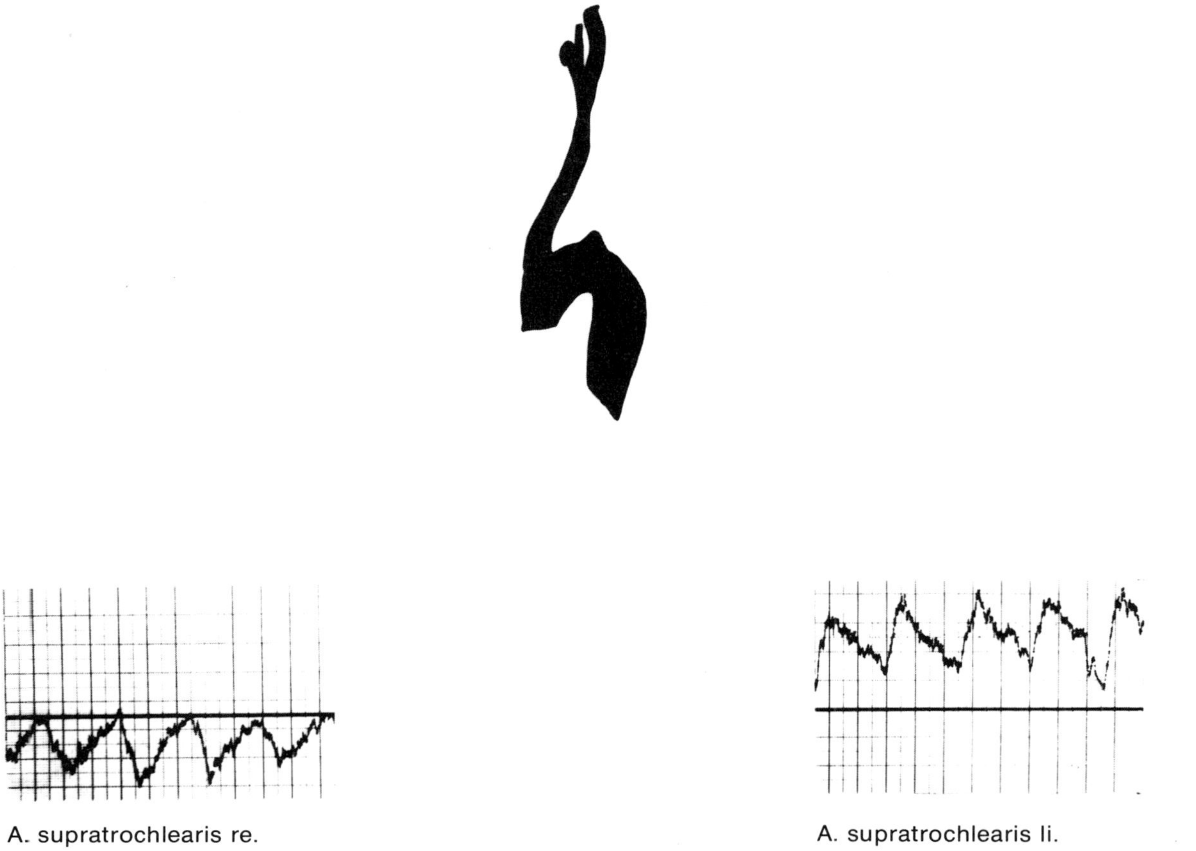

Abb. 40: Indirekte Doppler-Sonographie der A. supratrochlearis. Angiographisch kommt ein komplettes Aortenbogensyndrom (Takayasu-Arteriitis) zur Darstellung. Während Aa. subclaviae, Aa. vertebrales und die rechte A. carotis communis verschlossen sind, kommt eine funktionstüchtige Gefäßprothese vom Aortenbogen zur linksseitigen Karotisbifurkation zur Darstellung. Dementsprechend zeigt die linke A. supratrochlearis eine orthograde Strömung. Die rechte A. supratrochlearis zeigt eine retrograde Strömung.

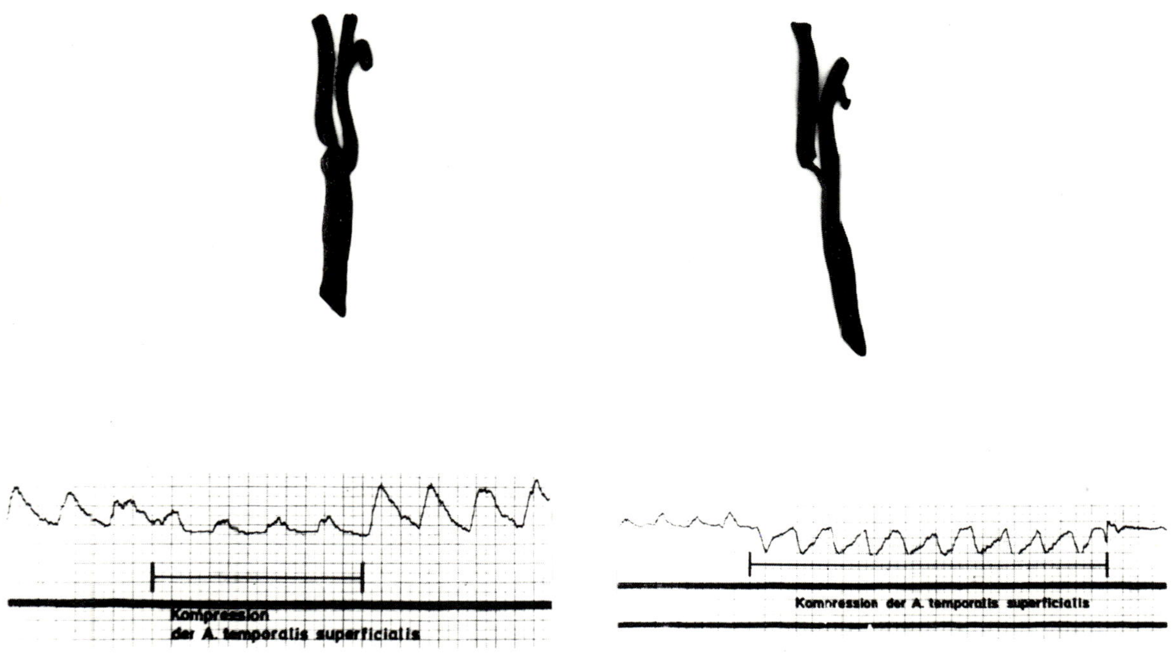

Abb. 41: Indirekte Doppler-Sonographie der A. supratrochlearis bei hochgradigen Stenosen der A. carotis interna bds. Die Durchströmung der A. supratrochlearis kommt aufgrund einer Schlängelung des Gefäßes am Augeninnenwinkel beidseits orthograd zur Darstellung; in Wirklichkeit handelt es sich jedoch um eine retrograde Strömung, die daran erkannt werden kann, daß unter Kompression der A. temporalis supreficialis rechtsseitig die Strömungssignale abnehmen und linksseitig sogar ihre Flußrichtung ändern.

(Abb. 41), so daß prinzipiell, ob eine orthograde oder retrograde Strömung registriert wird, Kompressionsmanöver an den Externaästen vorgenommen werden müssen. Handelt es sich tatsächlich um eine retrograde Strömung auf dem Boden einer höhergradigen Karotis-interna-Obstruktion, so muß bei einem Externaastkompressionsmanöver die retrograde Flußgeschwindigkeit kleiner werden, erkennbar daran, daß bei der Registrierung die Flußkurven näher zur Nullinie hinrutschen. Selbstverständlich ist es auch möglich, daß während Externaastkompression eine orthograde Strömung wieder etabliert werden kann, weil nach Wegnahme des Gegendrucks im Externakreislauf der postobstruktive Druck der A. carotis interna ausreicht, um die periorbitalen Gefäße orthograd zu durchströmen.

- *Läßt sich kein gerichtetes Flußsignal der A. supratrochlearis nachweisen, liegt die Sonde über der Wasserscheide. Auch dieser Befund gilt als pathologisch und kann einhergehen mit hochgradigen Stenosen oder Verschlüssen der A. carotis interna bzw. A. carotis communis.*
  Oft kann dann noch während Externaastkompression eine geringe orthograde Strömung etabliert werden. (Abb. 42)

Ein normales orthogrades Strömungssignal weist eine deutlich von Null verschiedene diastolische Strömungskomponente auf, erkennbar am Abstand zwischen Nullinie und diastolischen Fußpunkten.

- *Berühren die diastolischen Fußpunkte der Flußkurve die Nullinie oder unterschreiten sie gar, ist eine Obstruktion der A. carotis interna anzuneh-*

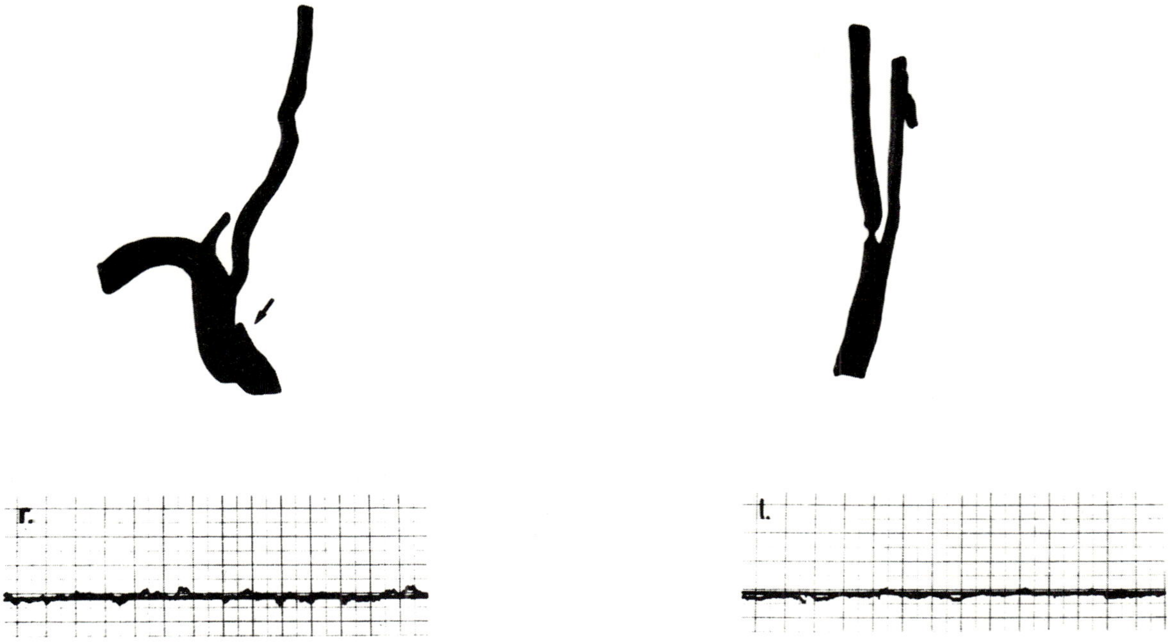

Abb. 42: Indirekte Doppler-Sonographie der A. supratrochlearis bei Verschluß der rechtsseitigen A. carotis communis am Abgang aus dem Truncus brachiocephalicus (→) sowie hochgradiger Stenose der linksseitigen A. carotis interna. Über der A. supratrochlearis wurde beidseits eine Null-Strömung registriert.

men, die in der Diastole zu einer Strömungsbehinderung führt. (Abb. 43)

Dieses Kriterium hat jedoch bei weitem nicht die Zuverlässigkeit wie die beiden zuvor genannten.

- *Das schwächste Kriterium* der indirekten Doppler-Sonographie des Karotis-Kreislaufs stellt die *Seitendifferenz der Strömungsamplitude* dar. Erst eine Differenz von mehr als 40% sollte als pathologisch für das Vorliegen einer Karotis-Obstruktion gewertet werden.
- *Die diagnostische Zuverlässigkeit der indirekten Doppler-Sonographie des Karotis-Kreislaufs kann durch Kompressionsmanöver an der A. carotis communis gesteigert werden.*

Diese Kompressionsmanöver sind jedoch nicht unproblematisch und deshalb für die (routinemäßige) Anwendung in der Praxis kaum geeignet. So ist grundsätzlich während Karotiskompression mit Bradykardien oder gar Herzstillstand bei Vorliegen eines hypersensitiven Karotissinus zu rechnen. Darüber hinaus kann durch ein solches Kompressionsmanöver von der arteriosklerotisch veränderten Gefäßwand ein Plaque losgelöst werden, der zu einem embolisch bedingten Hirninfarkt führen kann. Bei Durchführung eines solchen Kompressionsmanövers wird nur einseitig direkt oberhalb der Clavicula – also weit proximal des Carotissinus – kurz – für ein bis zwei Herzaktionen – komprimiert, währenddem die Dopplersonde an der A. supratrochlearis positioniert ist.

Beim Gefäßgesunden wird während Karotis-Communiskompression das homolaterale Supratrochlearissignal drastisch vermindert oder es versiegt ganz. Beim Gefäßgesunden wird die Kompression der kontralateralen A. carotis communis das homolaterale Supratrochlearissignal nicht verändern.

Bei Vorliegen einer höhergradigen Stenose

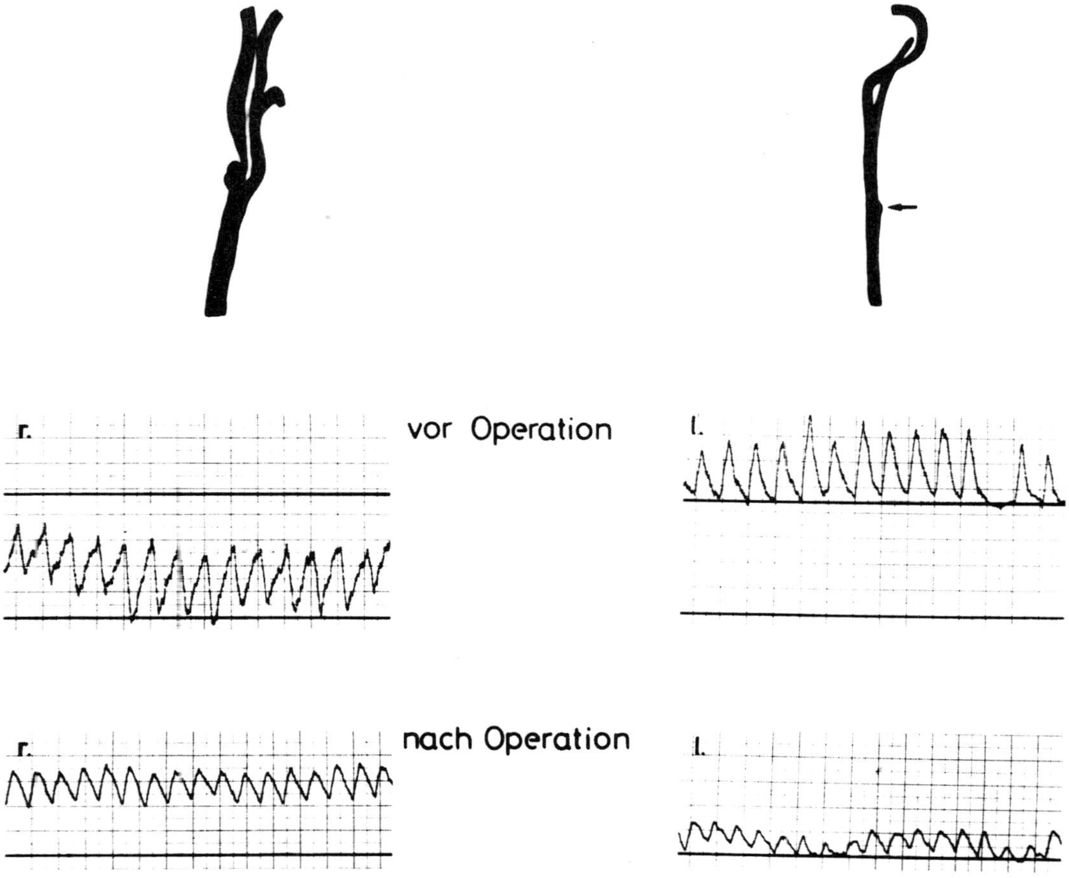

Abb. 43: Indirekte Doppler-Sonographie der A. supratrochlearis vor und nach gefäßchirurgischer Rekonstruktion einer rechtsseitigen filiformen Stenose der A. carotis interna und kontralateralem Verschluß der A. carotis interna. Auf der Verschlußseite ist die Strömung der A. supratrochlearis orthograd, die diastolische Flußgeschwindigkeit berührt jedoch die Nullinie. Der rechtsseitigen Stenose entspricht eine retrograde Strömung, die nach Operation wieder orthograd zur Darstellung kommt.

oder eines Verschlusses der A. carotis interna, der über den Circulus Willisi von der kontralateralen A. carotis kompensiert wird, wird man während homolateraler Carotis-Communiskompression eine Verminderung der Supratrochlearisströmung vermissen.

Hingegen während kontralateraler Communiskompression wird es dann zur drastischen Strömungsminderung der A. supratrochlearis kommen.

Handelt es sich um eine Interna-Obstruktion, die durch den Circulus arteriosus Willisi von einer Vertebralarterie kompensiert wird, so wird die Supratrochlearisströmung weder während homolateraler noch während kontralateraler Communis-Kompression eine Änderung aufweisen.

Einen weiteren indirekten Hinweis auf das Vorliegen einer Carotis-interna-Obstruktion kann die Ableitung des Strömungssignals der A. carotis communis ergeben. Das Kommunissignal ist auf der Seite einer Obstruktion vermindert, vorwiegend betrifft diese Verminderung die diastolische Flußkomponente. Dies ist auf die distal der Ableitstelle vorliegende Widerstandserhöhung im Internakreislauf zurückzuführen. Solche Befunde können allerdings auch bei Mediaverschlüssen erhoben werden.

5.1.3.3 Praktische Hinweise und Fehlerquellen

Die indirekte Doppler-Sonographie des Karotis-Kreislaufs ist leicht zu erlernen, und deshalb ist ihr auch eine weite Verbreitung zu wünschen. Mit ihr kann zumindest in Kombination mit der Auskultation ein Screening auf das Vorliegen von Karotis-Obstruktionen durchgeführt werden. Die Trefferquoten werden zwischen 70 und 90% angegeben. Verschlüsse werden zu etwa 90% erfaßt, während Stenosen nur in etwa 60% der Fälle durch die indirekte Doppler-Sonographie detektiert werden können.

- *Grundsätzlich muß herausgestrichen werden, daß bei Vorliegen einer neurologischen Symptomatik ein normaler Dopplersonographischer Befund der A. supratrochlearis allein nicht von einer angiographischen Abklärung entbindet.*

Auf der anderen Seite wird ein pathologischer Dopplersonographischer Befund die Indikationsstellung zur Angiographie erleichtern.

- *Stenosen, die den Gefäßdurchmesser um weniger als 60–70% reduzieren, führen zu keiner Veränderung der Hämodynamik, so daß bei der indirekten Doppler-Sonographie normale Befunde erhoben werden.*

Kombiniert man jedoch die herkömmliche Auskultation mit der indirekten Doppler-Sonographie der A. supratrochlearis, so wird bei neurologisch symptomatischen Patienten eine gleich hohe Trefferquote erreicht wie durch die direkte Doppler-Sonographie der extrakraniellen A. carotis. Dabei ist zu bedenken, daß hämodynamisch unbedeutende Stenosen der indirekten Doppler-Sonographie zwar entgehen, doch häufig durch mit dem Stethoskop erfaßbare Strömungsgeräusche auffallend werden können. Auf der anderen Seite können höchstgradige Stenosen der Auskultation vollkommen entgehen, aber bei der indirekten Doppler-Sonographie der A. supratrochlearis einen pathologischen Befund aufweisen.

- *Hier muß nochmals darauf hingewiesen werden, daß auch hochgradige Karotis-Obstruktionen deshalb mit einer normalen orthograden Supratrochlearisströmung einhergehen können, weil sie über den Circulus arteriosus Willisi von der kontralateralen A. carotis oder den Vertebralarterien kompensiert werden.*
- Nimmt eine orthograde Strömung während Externaastkompression ab, so ist dies als pathologisch zu bewerten. Hierbei ist eine falsch orthograd registrierte – in Wirklichkeit retrograde Durchströmung – anzunehmen. Dabei wird es sich um eine falsche Sondenposition handeln oder um eine Schlingenbildung der A. supratrochlearis am Augeninnenwinkel.
- Umgekehrt gilt, daß, wenn eine retrograde Strömung während Externaastkompression zunimmt, die Flußkurven sich also weiter von der Nullinie wegbewegen, es sich um eine falsch retrograd registrierte – in Wirklichkeit orthograde – Strömung handelt, die während Externaastkompression eine physiologische Stromzunahme aufweist.
- Beim Kriterium der reduzierten diastolischen Supratrochlearis-Strömung ist – insbesondere wenn beidseits nachweisbar – immer zu bedenken, daß eine Herzin-

suffizienz mit Low-output Syndrom vorliegen könnte.
Daß die Aortenklappeninsuffizienz zu einer reduzierten diastolischen Strömung bzw. einer Unterschreitung der Nullinie durch die diastolische Strömung führen kann, ist kreislaufphysiologisch leicht zu verstehen.
Die diagnostische Wertigkeit einer reduzierten Duchströmung der A. carotis communis wird eingeschränkt, da auch beim Gesunden Seitendifferenzen der systolischen Amplitude bis zu 30% gefunden werden können. Besonders starke Seitendifferenzen können auch dadurch hervorgerufen werden, daß in der dem Verschluß kontralateral gelegenen A. carotis communis kompensatorisch eine besonders starke Strömung auftritt. Eine weitere Fehlermöglichkeit kommt bei Vorliegen eines intrakraniellen arteriovenösen Angioms in Betracht, dadurch, daß ein solches Angiom zu einer besonders starken Widerstandsabnahme führt und somit auf der Seite des Angioms eine starke Strömungsbeschleunigung in der A. carotis communis (u. A. carotis interna) zur Folge hat.

- Falsch pathologische Befunde der Supratrochlearisdurchströmung können sich ergeben nach Verletzungen oder Operationen im Gesicht, die mit Läsionen der periorbitalen Gefäße einhergingen.

5.1.3.4 Praktisches Vorgehen

Die Beschallung der A. supratrochlearis am inneren Augenwinkel hat sich bestens bewährt. Dieses Gefäß ist leicht mit der Dopplersonde auffindbar (Abb. 44). Synonyme für dieses Gefäß sind A. angularis und A. frontalis medialis. Die A. su-

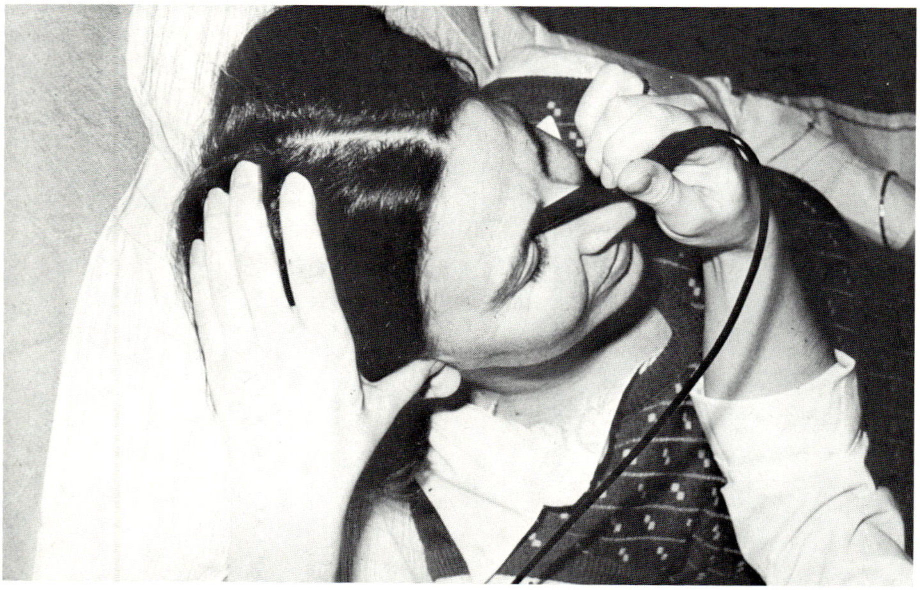

Abb. 44: Indirekte Doppler-Sonographie. Während mit der rechten Hand die Dopplersonde (8 MHz) am Augeninnenwinkel positioniert wird, stützen sich die vier Finger der linken Hand am Kopf der Patientin ab, währenddem der Daumen vor dem Ohr oberhalb des Jochbeins die A. temporalis superficialis palpiert, um dort ein Kompressionsmanöver durchzuführen.

praorbitalis – Synonym A. frontalis lateralis – ist weitaus schwieriger aufzufinden. Sie tritt an der cranialen Begrenzung der Augenhöhle, etwa in der Mitte, aus dem Foramen supraorbitale und zieht unter Schleifenbildung in die Stirnregion. Gerade diese Schleifenbildung kann bei der Bestimmung der Strömungsrichtung Schwierigkeiten bereiten. Je nachdem über welchem Schleifenschenkel man sich befindet, kann eine retrograde oder orthograde Strömung vorgetäuscht werden. Darüber hinaus kann bei der Ortung dieses Gefäßes eine Verwechslung mit den Palpelbralgefäßen, die dem Externakreislauf zuhören, zur diagnostischen Verwirrung beitragen. *Gerade dem Anfänger empfehlen wir die Beschallung der A. supratrochlearis allein.*

- Der Patient wird aufgefordert, die Augen zu schließen, nicht jedoch die Augen zuzukneifen.
- Nach Applikation eines Kontaktgels (Aquasonic) auf eine hochfrequente (8–10 MHz) Dopplersonde wird diese auf den inneren Augenwinkel gesetzt und in ihrer Position solange geändert, bis ein optimales Flußsignal erhalten wird.
- Dies wird durch akustische Kontrolle und durch Beachtung der Galvanometer bzw. der Leuchtdiodenkette kontrolliert.
- Ordentliche Signale lassen sich registrieren, wenn der Fluß auf die Sonde zu zwischen 1600 und 2000 Hz beträgt und das Anzeigeinstrument für den retrograden Fluß 600 Hz nicht überschreitet.
- Dann erfolgt für mindestens 6 Herzschläge die Registrierung der Flußsignale.
- Währenddem mit der rechten Hand die Sonde in Position gehalten wird, werden mit der linken Hand die im folgenden zu besprechenden Kompressionsmanöver durchgeführt. Dabei bleibt es dem Untersucher selbst vorbehalten, ob er sich auf einem Stuhl sitzend hinter dem Kopf des Patienten oder seitlich vor dem Patienten sitzend positioniert.
- Die Sonde wird am inneren Augenwinkel positioniert, mehr in Höhe des Oberlides, in der Richtung die kontralaterale Stirn anpeilend.
- Während mit der rechten Hand die Sonde in optimaler Position gehalten wird, wird mit Zeigefinger oder Daumen der linken das Kompressionsmanöver vorgenommen. Der Kompressionspunkt der A. temporalis superficialis befindet sich vor dem Ohransatz direkt oberhalb des Jochbeins und läßt sich leicht finden. Der Kompressionspunkt der A. facialis liegt auf dem Unterkiefer und ist leicht zu finden, wenn man den Patienten auffordert, kräftig auf die Zähne zu beißen, so daß sich der Musculus masseter anspannt; direkt vor dem Musculus masseter kommt die A. facialis über den Kieferrand geschlungen. Ein weiteres mögliches Kollateralgefäß stellt die A. infraorbitalis dar, die durch das Foramen infraorbitale tritt und hier ebenfalls leicht auffindbar ist. Man beginnt zunächst mit der Kompression der homolateralen A. temporalis superficialis, schließt daran die Kompression der A. facialis an und wird dann beide Gefäße simultan und schließlich die A. infraorbitalis komprimieren. Handelt es sich um eine orthograde Strömung, kann auf die Kompression der kontralateralen Externaäste verzichtet werden. Registrieren wir eine retrograde Strömung, so ist zunächst homolateral die A. temporalis superficialis, die A. facialis und A. infraorbitalis sowie simultan A. temporalis superficialis und A. ficialis zu komprimieren, ebenso wie die kontralateral gelegenen Externaäste.

In der Praxis hat es sich bewährt die folgenden Dopplersonographischen Kriterien als pathologisch zu werten:

1. *Eine retrograde Strömung* der A. supratrochlearis, die als gesichert gilt, wenn unter Externaastkompression der retrograde Fluß abnimmt oder sich eine orthograde Strömung etabliert.
2. *Ein orthogrades Strömungssignal,* welches in der Diastole die Nullinie berührt oder unterscheidet, als Zeichen einer diastolischen Strömungshinderung im Karotis-Internakreislauf.

3. Registrierung einer *ungerichteten Flußkurve* bzw. einer Nullinie als Zeichen einer verschobenen Wasserscheide zwischen A. carotis externa und interna in Folge eines Gefäßprozesses der A. carotis interna.
4. *Eine Verminderung der Strömungsamplitude* im Seitenvergleich von mehr als 40% als Hinweis auf das Vorliegen einer Obstruktion der A. carotis interna.

5.1.4 Direkte Doppler-Sonographie des Carotis-Kreislaufs

Die direkte Doppler-Sonographie der extrakraniellen Karotis hat zum Ziel, Stenosen und Verschlüsse von A. carotis communis, interna und externa, direkt am Hals nachzuweisen. Dies hat zur unabdingbaren Voraussetzung die eindeutige Differenzierung zwischen A. carotis interna, externa und communis; darüber hinaus sind Kenntnisse der Blutströmungsphysiologie erforderlich.

5.1.4.1 Normale Strömungscharakteristika der extrakraniellen A. carotis

Die A. carotis externa hat eine Strömungscharakteristik wie ein peripheres Gefäß, wie z. B. die A. radialis: *das Doppler-Signal hört sich also peitschend an,* dadurch daß relativ schnell eine hohe systolische Flußgeschwindigkeit erreicht wird und es dann schnell zu einem Abfall auf eine niedrige diastolische Strömungsgeschwindigkeit kommt.

Die A. carotis interna, die das Gehirn versorgt, hat hingegen einen sehr niedrigen peripheren Strömungswiderstand und dementsprechend einen hohen diastolischen Strömungsanteil: *Das Doppler-Signal ist insgesamt weicher und erinnert an ein Maschinengeräusch.* Der Anstieg zur systolischen Spitzengeschwindigkeit ist zwar gleich schnell wie bei der A. carotis externa, doch erfolgt der Anstieg von einem viel höheren diastolischen Niveau aus.

Die Charakteristik des Communis-Signales liegt zwischen dem von Externa und Interna: Die systolische Spitzengeschwindigkeit ist geringer, die diastolische Flußkomponente kommt zwischen der von Externa und Interna zu liegen (Abb. 45).

Würde man also die A. carotis mit einer handgehaltenen Dopplersonde von supraclavicular nach cranial abfahren, so würde man nach Passage des Bulbus caroticus jeweils schlagartig eine Änderung des Doppler-Signales wahrnehmen, wobei die Flußcharakteristik für A. carotis interna und A. carotis externa sich eindeutig unterscheiden (Abb. 46).

Manchmal, insbesondere bei pathologischen Befunden, gelingt die Differenzierung zwischen A. carotis externa und interna ohne weitere Hilfsmanöver nicht. Die Hilfsmanöver zielen darauf ab, durch Änderung des Gefäßwiderstandes im Externa-Kreislaufgebiet die Blutflußcharakteristik und damit die Doppler-Signale zu ändern.

- Nimmt die Flußgeschwindigkeit während manueller Kompression eines Externaastes ab und kommt es nach Beendigung des Kompressionsmanövers zu einer Blutflußbeschleunigung im Sinne einer reaktiven Hyperämie, so kann geschlossen werden, daß die handgehaltene Doppler-Sonde ein Signal von der A. carotis externa bzw. ihrer Äste abgeleitet hat.
- *Einfacher und schneller durchführbar als diese Kompressionsmanöver sind die Vibrationsmanöver:* bei Annahme von gleichen pathophysiologischen Bedingungen wird rhythmisch mit möglichst hoher Frequenz ein Externaast mit einem Finger bedrückt. Diese Vibrationsmanöver werden so durchgeführt, daß in der rechten Hand die Doppler-Sonde liegt, die ein Signal von der extrakraniellen A. carotis ableitet, während die linke Hand auf der gleichen Seite sich am Kopf des Patienten abstützt und mit dem Daumen die A. temporalis superficialis direkt vor dem Ohransatz oberhalb des Os zygomaticum rhythmisch bedrückt wird.

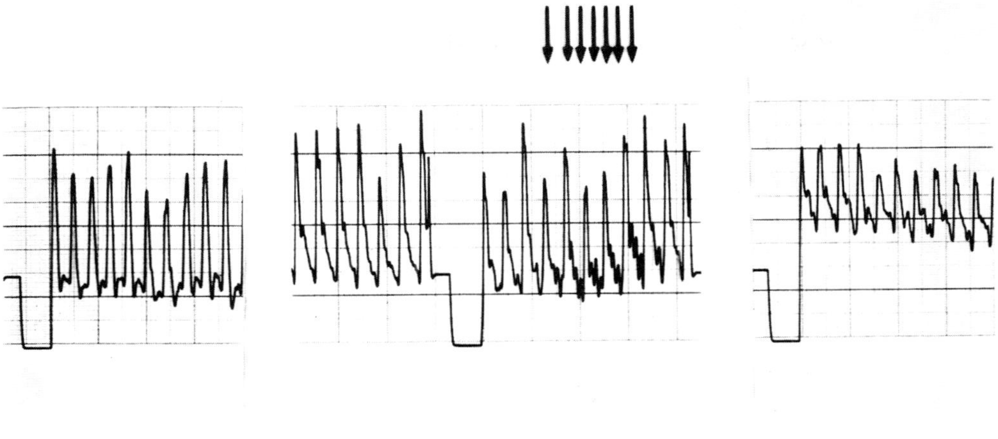

Abb. 45: Doppler-Signale der extrakraniellen A. carotis. Eichzacke = 500 Hz. Das Signal der A. carotis externa zeigt eine hohe Amplitudenmodulation bei niedriger diastolischer Flußgeschwindigkeit. Durch ein Vibrationsmanöver an der A. temporalis superficialis (↓) lassen dich die Signale manipulieren. Die Amplitudenmodulation der A. carotis interna ist demgegenüber geringer, die diastolische Flußgeschwindigkeit ist deutlich höher. Eine Manipulation des Internasignals durch ein Vibrationsmanöver an der A. temporalis superficialis gelingt nicht.

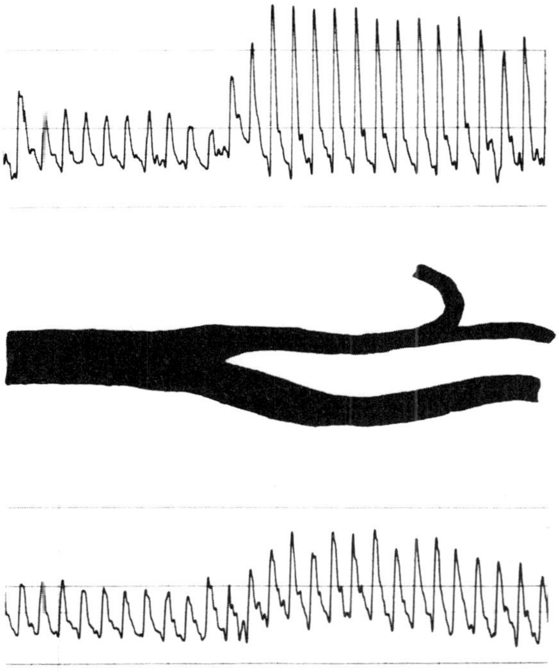

◄

Abb. 46: Direkte Doppler-Sonographie der extrakraniellen A. carotis. Nulldurchgangszähler-Signale beim kontinuierlichen Vorschieben der Ultraschall-Sonde. Beim Übergang von der A. carotis communis zur A. carotis externa (oben) erkennt man stark amplitudenmodulierte Externasignale mit niedriger diastolischer Flußgeschwindigkeit; beim Übergang zur A. carotis interna erkennt man einen plötzlichen Anstieg der diastolischen Flußgeschwindigkeit (unten).

Die erfolgende rhythmische Zu- und Abnahme der Blutflußgeschwindigkeit infolge rhythmischer Änderung des Gefäßwiderstandes des Externa-Kreislaufs läßt sich akustisch sehr gut wahrnehmen. Eine Verwechslung, die durch Schalleitung des Klopfens auf den Schädel erfolgt, muß jedoch vermieden werden: dieses muß am Gesunden trainiert werden. Bei der Registrierung lassen sich durch das Vibrationsmanöver, soweit es schnell genug durchgeführt wird, Zacken in den diastolischen Kurvenanteil einbringen (Abb. 45). Wenngleich in mehr als 90% der Fälle die Identifikation der A. carotis externa durch ein Vibrationsmanöver der A. temporalis superficialis gelingt, so muß doch gelegentlich, insbesondere wenn Unsicherheiten beim Untersucher auftreten, ein zusätzliches Vibrationsmanöver an der A. facialis am Unterkiefer vor dem Ansatz des Musculus masseter (Patienten zubeißen lassen, damit der Muskel sich wulstartig anspannt) durchgeführt werden. Die A. lingualis wird nachweisbar dadurch, daß der Proband aufgefordert wird, die Zunge fest unter den Gaumen zu pressen, und daß nach Beendigung dieses Zungenkompressionsmanövers eine reaktive Hyperämie mit der Doppler-Sonde nachweisbar wird. Die A. pharyngea ascendens soll sich zu erkennen geben durch eine erhebliche Zunahme der diastolischen Strömungsgeschwindigkeit beim Schluckakt; gerade dieses Manöver erfordert jedoch allergrößte Erfahrung, da gerade beim Schlucken die Doppler-Sonde häufig vom zu untersuchenden Gefäß fortgeschleudert wird. Wichtig hingegen ist die Identifikation der A. thyreoidea superior, welches dadurch ermöglicht wird, daß bei Beschallung dieses Gefäßes das Flußsignal bei Kompression der Schilddrüse abnimmt und nach Beendigung der Kompression eine Strömungsbeschleunigung im Sinne einer reaktiven Hyperämie nachweisbar wird.

Um dem häufig vorzufindenden Mißverständnis vorzubeugen, sei hier ausdrücklich angemerkt, daß die Identifikation aller genannter Externaäste in der Routine nicht zwingend notwendig ist, sondern daß in über 90% der Fälle die Durchführung eines Vibrationsmanövers an der A. temporalis superficialis ausreicht. Im gleichen Sinne ist zur Registriertechnik zu erwähnen, daß eine kontinuierliche Doppler-Signal-Registrierung während des Vorschiebens der Sonde nicht notwendig ist, daß vielmehr eine punktuelle Signalaufzeichnung an jeweils einem Punkt der A. carotis communis, externa und interna ausreicht, soweit es sich um einen Normal-Befund handelt. (Abb. 47) Mehrere Meßpunkte an einem erkrankten Gefäß vor und hinter der Stenose sollten selbstverständlich sein.

5.1.4.2 Die strömungsphysiologischen Grundlagen

Es wird von einer laminaren Strömung des Blutes ausgegangen. Betrachtet man das Profil der Blutflußgeschwindigkeit im Gefäßquerschnitt so ergibt sich eine Parabel, das heißt, die Blutflußgeschwindigkeit nimmt von der Gefäßwand zur Gefäßmitte hin an Geschwindigkeit zu, um dann zur gegenüberliegenden Gefäßwand wieder abzunehmen.

- Das Gesetz von BERNOULLI besagt, daß, wenn ein Rohr mit einer Flüssigkeit durchströmt wird und dieses Rohr im Verlauf über eine gewisse Strecke plötzlich einen geringeren Innendurchmesser hat, die Flüssigkeit im Abschnitt reduzierter Rohrquerschnitte schneller fließen muß, damit nicht vor der Rohrverengung ein Stau auftritt. Angewandt auf Blutgefäße soll dies also heißen, daß das Blut innerhalb einer Gefäßstenose nicht – wie oft angenommen – verlangsamt fließt, sondern im Gegenteil durch eine es erfahrende Beschleunigung schneller fließt.
- Hinter der Stenose kommt es dann im direkt

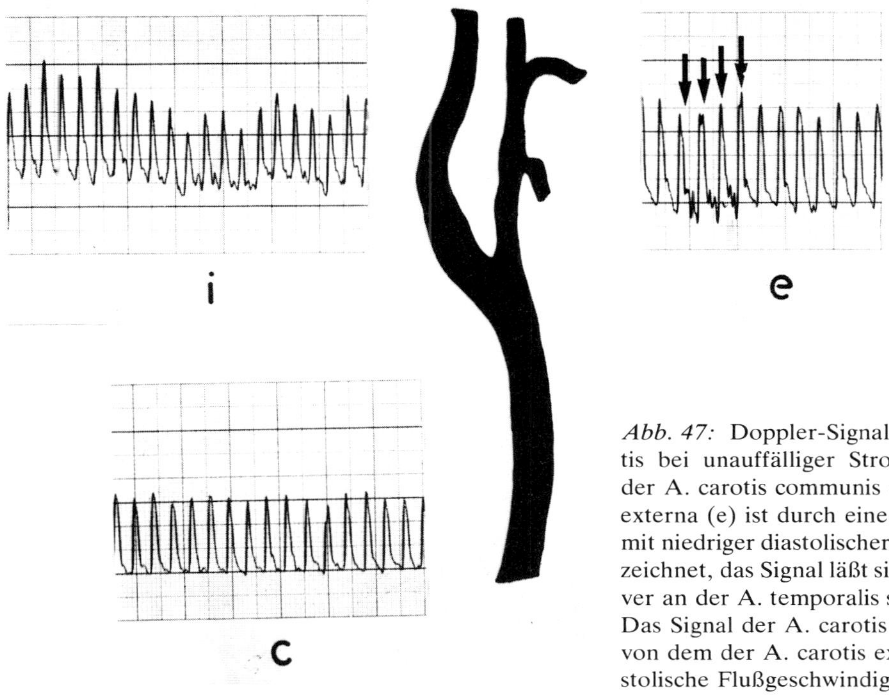

Abb. 47: Doppler-Signale der extrakraniellen A. carotis bei unauffälliger Strombahn. Unauffälliges Signal der A. carotis communis (c). Das Signal der A. carotis externa (e) ist durch eine hohe Amplitudenmodulation mit niedriger diastolischer Flußgeschwindigkeit gekennzeichnet, das Signal läßt sich durch ein Vibrationsmanöver an der A. temporalis superficialis manipulieren (↓). Das Signal der A. carotis interna (i) unterscheidet sich von dem der A. carotis externa durch eine höhere diastolische Flußgeschwindigkeit.

post-stenotisch gelegenen Bereich zu einer Entschleunigung der roten Blutkörperchen. Diese Entschleunigung führt zu Turbulenzen.

- *Eine Gefäßstenose ist also gekennzeichnet durch eine Strömungsbeschleunigung und Turbulenzen.*

5.1.4.3 Pathologische Strömungscharakteristika

Verschluß der A. carotis interna

Wir beginnen mit dem am einfachsten zu erhebenden pathologischen Befund, dem eines Verschlusses der A. carotis interna. Wir setzen die Sonde supraclavicular medial des Musculus sternocleidomastoideus auf – manchmal eignet sich die etwas lateral gelegene Position durch den Muskulus sternocleidomastoideus selbst besser –, und schieben nach Erhalten eines rhythmischen peitschenden arteriellen Signales die Doppler-Sonde nach cranial fort. Wir erreichen meist in Höhe des Kehlkopfes einen Punkt, wo sich der Geräuschcharakter des Doppler-Signales plötzlich ändert. Das Geräusch klingt plötzlich peitschender; bei Registrierung sind die Amplituden größer als die der Communis und die diastolische Flußgeschwindigkeit ist geringer und liegt näher an der Nullinie. Bei Durchführung eines Vibrationsmanövers an der A. temporalis superficialis wird leicht und sofort erkennbar, daß wir die A. carotis externa erreicht haben.

- Verschieben wir jetzt die Doppler-Sonde langsam und vorsichtig nach latero-dorsal, wo wir in etwa 85% der Fälle die A. carotis interna vermuten müssen, so läßt sich *kein Strömungssignal* nachweisen.
- Um auszuschließen, daß der gerade Untersuchte nicht zu den 15% der Fälle zählt, bei denen die A. carotis interna medial der A. carotis externa verläuft, bewegen wir die Sonde zunächst

auf die A. carotis externa zurück und von dort weiter nach medial, wo wir wiederum kein Signal nachweisen können.

- *Wir haben extrakraniell den Befund eines Verschlusses der A. carotis interna nachgewiesen.*
- Hilfreich für den (gelegentlich überraschten) Untersucher ist der Nachweis einer retrograden Supratrochlearis-Strömung bei der indirekten Doppler-Sonographie, die bei etwas mehr als 90% von Karotis-interna-Verschlüssen nachweisbar ist.
- Der Auskultationsbefund mit dem herkömmlichen Stethoskop ist hingegen meist nicht weiterführend, da bei Verschlüssen nur in 40% der Fälle Gefäßgeräusche vorliegen, die nicht von der Interna selbst, wohl aber von zusätzlichen Veränderungen der A. carotis communis oder A. carotis externa herrühren.

Stenose, Einengung um 50%

Wir folgen nun gleich mit dem am schwierigsten zu erhebenden Befund, dem einer Stenose, der den Durchmesser um nur 50% einengt. Die Doppler-Sonde wird wiederum direkt supraclavicular auf dem Muskulus sternocleidomastoideus oder direkt medial davon aufgesetzt und die Sondenposition solange variiert, bis ein arterielles Signal erhältlich ist. Dann erfolgt über mindestens 6 Herzaktionen die Flußkurvenregistrierung. Die Sonde wird dann langsam kontinuierlich nach cranial vorgeschoben, es wird zunächst die A. carotis externa durch ihren typisch peitschenden Klangcharakter identifiziert und der Befund durch die Durchführung eines Vibrationsmanöver an der A. temporalis superficialis gesichert. Auch hier erfolgt dann eine Registrierung eines *typischen* Externa-Signales über mindestens 6 Herzaktionen, wobei zusätzlich ein Vibrationsmanöver mitregistriert werden sollte.

- Wird nunmehr die handgehaltene Dopplersonde langsam und vorsichtig nach laterodorsal bewegt, ändert sich plötzlich das Doppler-Signal – es klingt mehr wie ein *weiches Maschinengeräusch* – bei Durchführung eines Vibrationsmanövers an der A. temporalis superficialis wird der Klangcharakter des jetzt abgeleiteten Doppler-Signales nicht geändert, wir haben zunächst die A. carotis interna identifiziert.
- Bei weiterer Verfolgung dieses Flußsignales wird plötzlich eine *Strömungsbeschleunigung* erkennbar – akustisch durch Auftreten höherer systolischer Maximalfrequenzen und optisch an einem Fortbewegen der Doppler-Signale von der Nullinie.
- Wird die Sonde Millimeter weiter geschoben, normalisiert sich dieser Befund wieder zu einem regelrechten Interna-Signal.
- *Wir haben also den Befund einer umschriebenen Strömungsbeschleunigung in der A. carotis interna bei einer Stenose mit einer Einengung des Gefäßdurchmessers von etwa 50% vor uns.* (Abb. 48.)
- Bei solchen Befunden ergibt die indirekte Doppler-Sonographie der A. supratrochlearis nur ausnahmsweise einen pathologischen Befund.

Stenose, Einengung 50–80%

Eine hämodynamisch bedeutsame Stenose, die zu einer Einengung des Gefäßdurchmessers zwischen 50 und 80% geführt hat, ist folgendermaßen charakterisiert:

- nach Abtasten der A. carotis communis und der Identifikation der A. carotis externa gelangt man im Segment der A. carotis interna zunächst in einen Bereich mit einer *Beschleunigung der Blutströmung,* die sehr rasch in *Turbulenzen* übergeht. Akustisch sind die Turbulenzen durch scharfe und hohe Frequenzen charakterisiert; *der Geräuscheindruck erinnert an das Knirschen von Schneebällen bzw. an das Gehen auf geharschtem Schnee.*
- Bei der Doppler-Signal-Registrierung treten entsprechend der Blutflußgeschwindigkeits-Entschleunigung sozusagen auf den Kopf gestellte Signale auf (Abb. 49), meistens läßt sich jedoch nur ein vollkommen unregelmäßiges und *ungerichtetes Kurvenmuster* ableiten.

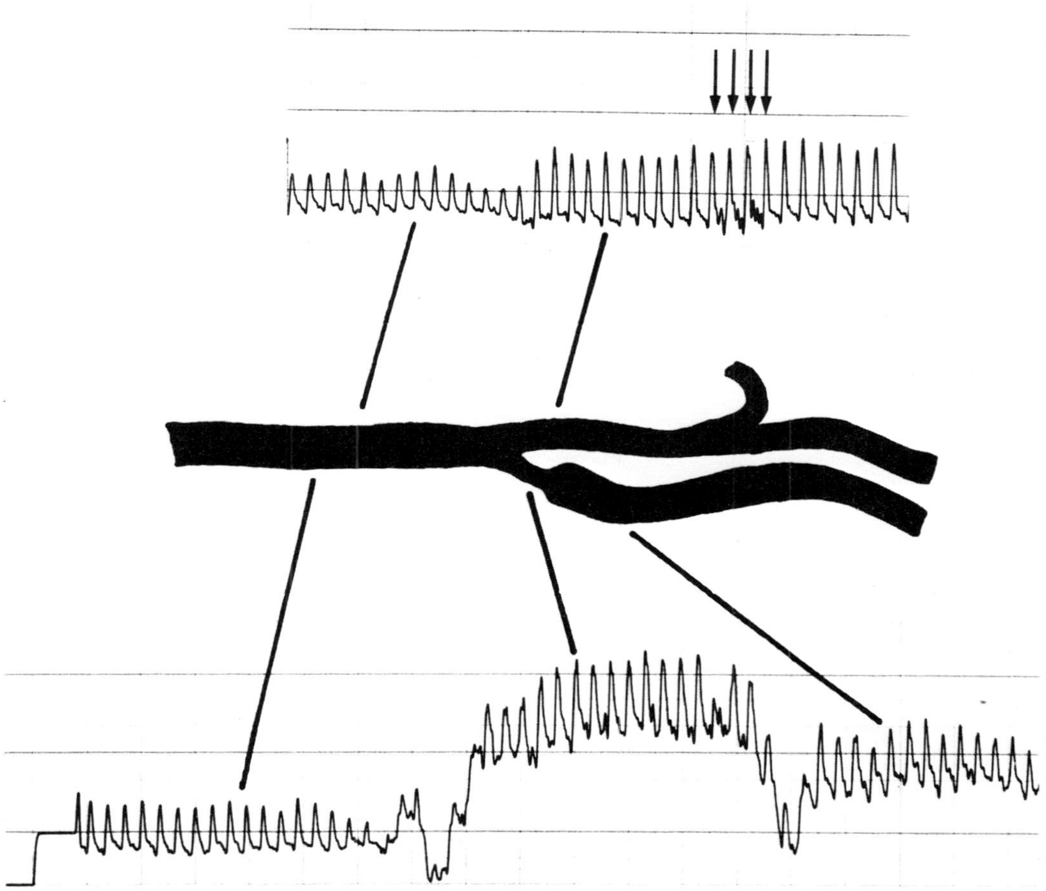

Abb. 48: Direkte Doppler-Sonographie einer 50% Stenose der A. carotis interna. Nulldurchgangszähler-Signale beim kontinuierlichen Vorschieben der Ultraschall-Sonde. Die A. carotis externa wird durch eine niedrige diastolische Flußgeschwindigkeit und durch eine Signalmanipulation während Externa-Ast-Kompressionsmanöver (↓) identifiziert (oben). Beim Übergang der A. carotis communis zur stenosierten A. carotis interna tritt plötzlich eine das physiologische Maß übersteigende Flußbeschleunigung auf (unten); postenotisch Normalisierung des Interna-Signales.

- Hat die Bleistiftsonde die Stenose passiert, kommt es zu einer allmählichen Normalisierung der Interna-Signale.
- 50–80%ige Stenose gehen schon in einem hohen Prozentsatz mit einem pathologischen Befund bei der indirekten Doppler-Sonographie einher,
- darüber hinaus läßt sich mit der herkömmlichen Auskultation mit Hilfe des Stethoskopes sehr oft ein Gefäßgeräusch auskultieren, welches bis weit in die Diastole reicht und typischerweise in Höhe des Kehlkopfes lokalisiert und weiter nach cranial fortgeleitet ist.

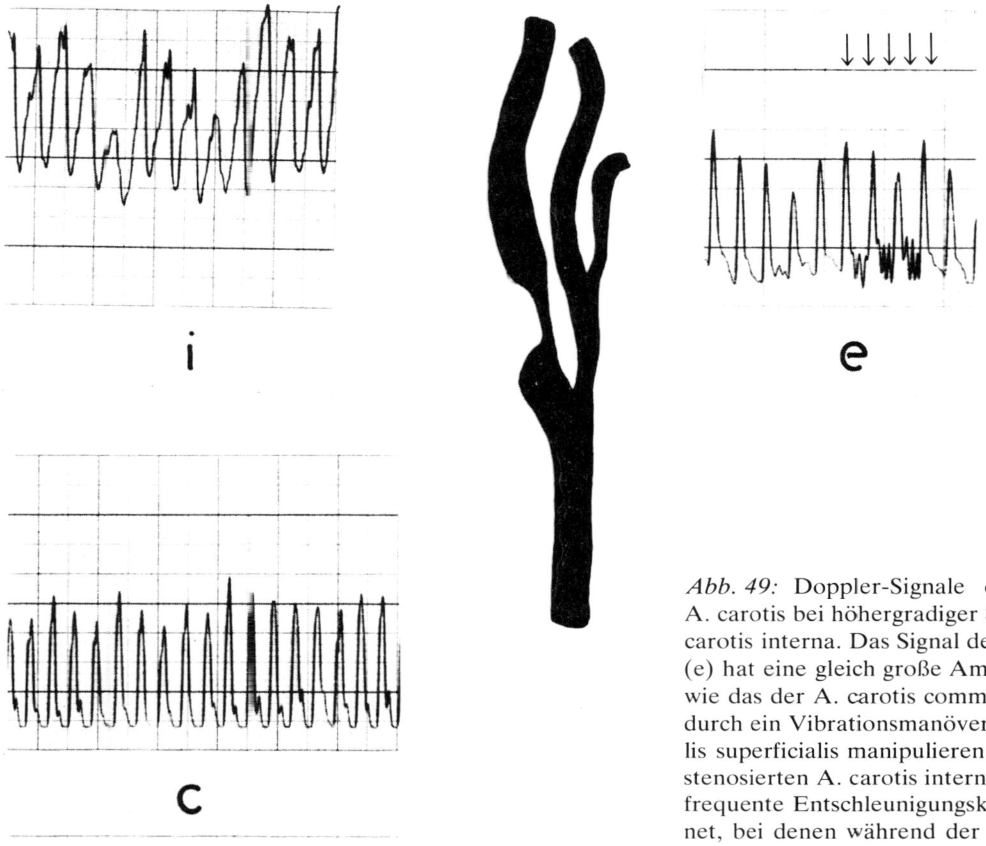

Abb. 49: Doppler-Signale der extrakraniellen A. carotis bei höhergradiger Stenosierung der A. carotis interna. Das Signal der A. carotis externa (e) hat eine gleich große Amplitudenmodulation wie das der A. carotis communis (c), es läßt sich durch ein Vibrationsmanöver an der A. temporalis superficialis manipulieren (↓). Das Signal der stenosierten A. carotis interna (i) ist durch hochfrequente Entschleunigungskurven gekennzeichnet, bei denen während der Systole die Flußgeschwindigkeit abfällt, so daß die Kurven wie auf den Kopf gestellt erscheinen.

Filiforme Stenose

Die filiforme Stenose der A. carotis interna ist hinsichtlich der Strömungsbeschleunigung und des Auftretens und des Ausmaßes der Turbulenzen genauso charakterisiert wie die 50–80%ige Stenose, darüber hinaus kommt es aber im weiteren Verlauf bei Vorschieben der Doppler-Sonde nicht mehr zu einer Normalisierung des Kurvenbildes, vielmehr sind die Doppler-Signale im weiteren Verlauf der A. carotis interna deutlich *amplitudengemindert* und die diastolische *Strömungsgeschwindigkeit ist auffallend vermindert.*

- Darüber hinaus geht die filiforme Interna-Stenose gleich dem Verschluß der A. carotis interna sehr oft mit einer Strömungsumkehr der A. supratrochlearis bei der indirekten Doppler-Sonographie einher.

Daß die vorbeschriebenen Strömungsbeschleunigungen und Turbulenzen wirklich immer von der A. carotis interna herrühren, muß dadurch bewiesen werden, daß bei Durchführung eines *Vibrationsmanövers* an den Externaästen *keine Änderung* des pathologischen *Doppler-Signals* zu verzeichnen ist.

5.1.4.4 Charakteristika der Externa-Stenose

Nach Aufsuchen und Registrierung des Communis-Signales supraclavicular wird die Sonde weiter nach cranial fortgeführt; nach Passage des Bulbus caroticus wird eine Strömungsbeschleunigung oft zusammen mit mehr oder minder stark *ausgeprägten Turbulenzen* nachweisbar, *die sich durch ein Vibrationsmanöver manipulieren lassen. Dieser Befund entspricht dem einer Externa-Stenose.*

Wird nun die Sonde aus diesen Turbulenzen heraus nach laterodorsal bewegt, gelangen wir zu einem weichen unauffälligen *maschinengeräuschartigen klingenden Doppler-Signal,* welches sich leicht der normalen *Interna* zuordnen läßt.

Nicht ganz selten erhebt sich für den angiologischen Internisten die Frage, ob das bei einem asymptomatischen Patienten vorliegende Gefäßgeräusch am Hals von einer asymptomatischen Karotis-interna-Stenose oder von einer vorliegenden Struma herrührt. Ergibt die Doppler-Sonographie der extrakraniellen A. carotis communis und interna regelrechte vollkommen unauffällige Singale jedoch mehr oder minder ausgeprägte Turbulenzen in einem Externaast, so kann der Ursprung dieser Turbulenzen von der A. thyreoidea superior dadurch bewiesen werden, daß sich der Klangcharakter dieses pathologischen Doppler-Signales durch Kompression der Schilddrüse manipulieren läßt.

5.1.4.5 Strömungscharakteristika einer Communis-Stenose

Ein Verschluß der A. carotis communis läßt sich Doppler-sonographisch leicht nachweisen dadurch, daß weder supra-clavicular noch im weiteren Verlauf typische arterielle Signale nachweisbar sind. *Doch handelt es sich beim Communis-Verschluß um einen eher seltenen Befund.*

(Noch viel seltener ist ein Befund, der mit einer retrograden Durchströmung der extrakraniellen Carotis im Sinne eines Steal-Phänomens bei Subclavia-Verschluß einhergehen kann.)

Bei den Communis-Stenosen sollte man drei Abschnitte unterscheiden: Aortenbogennahe und gabelnahe Communis-Stenosen bilden die Begrenzung eines Gefäßprozesses, der den gesamten Verlauf der Communis mit einbeziehen kann. Alle drei genannten Communis-Obstruktionen können zu neurologischen Symptomen führen wie eine Carotis-interna-Obstruktion, häufiger bleiben diese Gefäßläsionen jedoch asymptomatisch.

Aortenbogennahe Commuisstenosen sind der direkten Doppler-Ultraschall-Untersuchung oft nicht zugänglich. Bei supra-clavicularer Sondenposition befinden wir uns bereits poststenotisch und werden hier ein in Abhängigkeit von der hämodynamischen Signifikanz mehr oder minder reduziertes Communissignal ableiten können. In Abhängigkeit von der durch die Stenose selbst induzierten Turbulenzen werden wir supraclavicular auch noch mehr oder minder Reste von Turbulenzen nachweisen können. Andererseits können auch die aortenbogennahen Karotis-Communis-Stenosen eine derartige hämodynamische Signifikanz erreichen, daß bei Untersuchungen der A. supratrochlearis mit der indirekten Doppler-Sonographie eine Strömungsumkehr nachweisbar wird, die meist – jedoch nicht immer – bei Kompression eines kontralateralen Externaastes zu einer (teilweisen) Normalisierung führen kann.

> Wird die A. carotis communis routinemäßig supraclavicular geortet und findet sich dann im weiteren Verlauf ein pathologisches Dopplersignal mit Strömungsbeschleunigung und Turbulenzen, ist *gleichfalls eine Stenose der A. carotis communis anzunehmen,* deren hämodynamische Signifikanz durch eine gegebenenfalls vorliegende retrograde Strömung der Ophthalmicaäste unterstrichen wird.

Eine gabelnahe Stenosierung der A. carotis communis wird dadurch auffällig, daß zunächst die Signale der A. carotis communis von supraclavicular bis vor den Bulbus caroticus unauffällig erscheinen, dann aber über die physiologischerweise im Bulbus auftretenden geringgradigen blubbernden Turbulenzen hinaus stärkere Turbulenzen auftreten und die A. carotis externa und A. carotis interna mehr oder minder gleichmäßig mit einbeziehen. Auch hier kann eine retrograde Strömung der Ophthalmicaäste bei der indirekten Doppler-Sonographie einen Hinweis auf die hämodynamische Signifikanz geben.

5.1.4.6 Bedeutung des Stenosegrades

Auf den ersten Blick erscheint die Quantifizierung des Stenosegrades einer Carotis-Obstruktion nur von akademischem Interesse. Eine differenzierte Betrachtung ist hier aber durchaus angebracht. Wenngleich die therapeutische Bedeutung einer Thrombendarteriektomie einer vorliegenden Carotis-Interna-Stenose bei vorliegender neurologischer Symptomatik (Stadium II oder Reversibles ischämisches neurologisches Defizit) unumstritten ist, und zwar – dieses sei hier besonders unterstrichen – unabhängig vom Grad der Stenose, so wird bei asymptomatischen Patienten die Indikation zur rekonstruktiven Gefäßchirurgie doch nur bei hämodynamisch bedeutsamen Stenosen gestellt. Die gefäßchirurgische Intervention ohne vorausgehende Angiographie kann immer nur dann erfolgen, wenn ein absolut sicherer Dopplersonographischer Befund bei entsprechender Klinik erhoben worden ist. Das heißt, daß nur höchstgradige Stenosen unter ganz bestimmten Bedingungen der Gefäßchirurgie ohne vorausgehende angiographische Sicherung zugeführt werden dürfen. Ein solches Vorgehen erfordert einen in der Doppler-Sonographie der extrakraniellen Karotis höchst erfahrenen Untersucher. Der inzwischen aufgestellten Forderung, bei Dopplersonographischem Nachweis einer filiformen Stenose auf eine angiographische Bestätigung grundsätzlich zu verzichten, können wir uns nicht anschließen.

5.1.4.7 Praktische Hinweise und Fehlerquellen

Gerade bei der Doppler-Sonographie der hirnversorgenden Arterien können fehlerhafte Befunde tragende Bedeutung erlangen. *Solange dem Untersucher keine eindeutige Differenzierung zwischen A. carotis interna und externa gelingt, sollte er keine Befunde herausgeben.*

Währenddem beim Gefäßgesunden die Differenzierung zwischen Externa und Interna schon durch den (nativen) Klangcharakter möglich ist, kann bei Vorliegen einer höhergradigen Karotis-Internastenose die Externa kompensatorisch so überperfundiert werden, daß ihr Klangcharakter dem einer Interna sehr nahe kommt, so daß hier *Verwechslungen leicht möglich sind.* Die Durchführung der Vibrationsmanöver an den Karotis-Externaästen bringt jedoch dann rasch Klarheit, daß tatsächlich von der A. carotis externa das Doppler-Signal abgeleitet wird.

Der unerfahrene Untersucher wird gelegentlich bei *Überlagerung* des arteriellen Signals mit einem venösen Signal (V. jugularis) Turbulenzen annehmen. Das venöse Signal läßt sich jedoch durch einen leichten Druck auf die Dopplerbleistiftsonde unterdrücken, so daß dann das reine arterielle Signal restiert.

Gelegentlich läßt sich beim extrakraniellen Karotis-Internaverschluß neben einem Externasignal auch das Signal einer hirnversorgenden Arterie – weiches maschinengeräuschartig klingendes Doppler-Signal mit hoher diastolischer Flußkomponente – nachweisen, so daß dopplersonographisch die falsch negative Diagnose einer normalen Karotis-interna-Strombahn gestellt wird. Bei exakter Untersuchungstechnik wird man jedoch bei weiterem Cranial-Verschieben der handgehaltenen Dopplersonde bemerken, daß das Signal der hirnversorgenden Arterie segmentartig unterbrochen wird, und bei der Durchführung eines Vibrationsmanövers mit dem Daumen über den Mastoid läßt sich das Signal manipulieren, so daß nunmehr klar wird, daß es sich um die A. vertebralis handelt, die meist deshalb von ventral so gut ortbar ist, weil sie kompensatorisch bei höhergradiger Karotis-interna-Obstruktion überperfundiert wird.

Nur eine umschriebene Strömungsbeschleunigung darf im Sinne einer Stenose interpretiert werden. Eine Ausnahme von dieser Regel macht nur die – allerdings sehr selten vorliegende – fibromuskuläre Dysplasie, die mit einer ausgesprochenen langstreckigen Verengung der A. carotis interna einhergehen kann.

Hier muß betont werden, daß eine dopplersonographisch nachweisbare Strömungsbeschleunigung durchaus auch vorgetäuscht werden kann. Die Doppler-Signale sind ja abhängig vom Winkel zwischen Gefäßverlauf und Schallsonde so wie darüber hinaus von der Lage (Tiefe) des Gefäßes. Gerade beim *Kinking* der A. carotis interna können Situationen auftreten, in denen der Winkel zwischen Schallsonde und Gefäßachse Null Grad beträgt, und dementsprechend dann besonders hohe Dopplerfrequenzen zu registrieren sind. Andererseits kann der Winkel zwischen Ultraschallsonde und Gefäßverlauf beim Kinking aber auch nahezu 90 Grad erreichen, so daß nunmehr höchst niedrig-amplitudige Signale erhalten werden, so daß insgesamt der Befund eine höhergradige Stenosierung mit poststenotischer Flußverminderung vorgetäuscht wird. Wird beim Vorschieben der Dopplersonde im Verlauf der A. carotis interna plötzlich ein Umschlag der Strömungsrichtung von orthograd zu retrograd beobachtet, so ist die Diganose einer *Schleifenbildung* (Coiling) anzunehmen.

In vielen Zweifelsfällen kann die Heranziehung des Auskultationsbefundes (Stethoskop) und der indirekten Doppler-Sonographie der A. supratrochlearis sowie der Befund der A. carotis communis weiterhelfen. Vergleicht man die diagnostischen Kenndaten der direkten Doppler-Ultraschall-Untersuchung der extrakraniellen Karotis mit denen der Kombination von herkömmlicher Auskultation und indirekter Doppler-Sonographie der A. supratrochlearis, so wird man keine signifikanten Unterschiede mehr feststellen können. Wenn Verschlüsse und filiformste Stenosen der Auskultation häufig entgehen können, so ist doch gerade bei diesen Befunden die Treffersicherheit der indirekten Doppler-Sonographie der A. supratrochlearis sehr hoch. Wenn andererseits bei den niedergradigen Stenosen die indirekte Doppler-Sonographie der A. supratrochlearis im Hinblick auf die diagnostischen Treffsicherheit versagen muß, so gehen doch gerade solche Gefäßbefunde häufig mit dem Stethoskop zu auskultierenden Geräuschen einher. Das Vorliegen eines Gefäßgeräusches und eines pathologischen Befundes der indirekten Doppler-Sonographie der A. supratrochlearis macht – insbesondere bei neurologisch symptomatischen Patienten – die extrakraniell mit der direkten Doppler-Sonographie erhobenen Befunde äußerst wahrscheinlich. Hingegen ist ein bei der Direkt-Beschallung extrakraniell erhobener pathologischer Befund bei Fehlen sowohl eines Gefäßgeräusches als auch eines Befundes bei der indirekten Doppler-Sonographie weniger wahrscheinlich und deshalb mehrfach kritisch zu überprüfen.

Ein weiteres indirektes Zeichen einer vorliegenden hämodynamisch bedeutsamen Carotis-interna-Obstruktion ist die *Verminderung des Flusses in der basalen A. carotis communis.* Dieser Befund läßt sich jedoch meist nur im *Seitenvergleich* erheben. Dabei ist neben einer Amplituden-Differenz besonders auf eine *Verminderung der diastolischen Strömungskomponente* zu achten und deshalb sind hier einwandfreie optimale Registrierungen unumgänglich.

5.1.4.8 Anleitung zum Training

1. Um sich von der *Richtungsanzeige* der bidirektionalen Doppler-Sonographie-Geräte zu überzeugen, empfiehlt es sich, *an der eigenen A. radialis* die Dopplersonde (mit Ultraschallgel) aufzusetzen, und zwar zunächst so, daß der Fluß auf die Sonde zugerichtet ist; danach sollte die Sonde so geschwenkt werden, daß der Fluß von der Sonde wegführt.
2. Um sich einen Eindruck von der *Relevanz einer peripher gelegenen Obstruktion* auf den Fluß einer proximal gelegenen Ableitstelle zu verschaffen, empfiehlt sich die *Ableitung von der A. radialis.* Die Imitation einer peripheren Gefäßobstruktion erfolgt durch kräftigen Faustschluß, wobei sofort auffällt, daß sich der *Klangcharakter des Dopplersignals schlagartig ändert,* und daß bei fortlaufender Dopplersignal-Registrierung die Amplitude gemindert wird.
3. Der Einfluß einer *reaktiven Hyperämie* auf das Dopplersignal wird erkennbar, wenn, der unter 2. durchgeführte Faustschluß aufgehoben wird. Das Dopplersignal wird auskultatorisch sofort *hochfrequenter;* bei fortlaufender Registrierung erkennt man, daß sich die Flußkurve schnell von der Nullinie hinweg bewegt mit hoher Amplitude und hoher diastolischer Flußkomponente.
4. Man versuche zunächst, an sich selbst mit einer 4 MHz Sonde die *A. carotis communis* supraclavicular aufzusuchen und sie nach cranial zu verfolgen, nach Passage des Bulbus caroticus sollte die *A. carotis externa* aufgesucht werden, die durch einen typischen *peitschenden Klangcharakter* erkennbar wird. Wird jetzt die Sonde leicht – oft nur millimeterweise – nach laterodorsal bewegt, tritt ein weicheres *maschinenartiges* Geräusch auf, welches dem der *A. carotis interna* entspricht. Es sollte versucht werden, die A. carotis interna in ihren weiteren Verlauf zu verfolgen; mehrfach sollte dann die Sonde wiederum nach medial verschoben werden, um als Kontrast das peitschende Signal der A. carotis externa ins Ohr zu bekommen, eine Rückbewegung der Sonde auf die Interna wird den Lerneffekt noch erhöhen.
5. Hat man sich zunächst an sich selbst überzeugt, sollte die Technik *an Gesunden und beschwerdefreien Probanden* mehrfach wiederholt werden. *Bevor nicht eine eindeutige Differenzierung zwischen A. carotis externa und interna gelingt, sollte im Training nicht fortgefahren werden.* Diejenigen, die bereits Erfahrung gesammelt haben, wissen, daß wenn die Differenzierung zwischen Externa und Interna nicht gewährleistet ist, die direkte Doppler-Sonographie der extrakraniellen Carotis allenfalls die diagnostische Treffsicherheit des Stethoskopes erreicht.
6. Im nächsten Schritt sind Erfahrungen *beim bereits angiographisch gesicherten Verschluß der A. carotis interna* zu sammeln. In der Regel wird eine retrograde Durchströmung der A. supratrochlearis vorliegen, bei der Direkt-Beschallung wird erkennbar, daß auf der erkrankten Seite der Fluß der A. carotis communis amplituden-reduziert und der diastolische Flußanteil vermindert ist. Nach Identifikation der A. carotis externa auch mit Hilfe der Vibrationsmanöver an den Externaästen (meist A. temporalis superficialis ausreichend) wird man bei vorsichtigem Verschieben der Doppersonde nach laterodorsal kein Signal wahrnehmen; dieser Befund allein gestattet jedoch noch nicht die Diagnose eines Carotis-interna-Verschlusses, da auch Lage-Anomalien der A. carotis interna vorkommen können, wobei die A. carotis interna medial der A. carotis externa verläuft. Man muß die Sonde also zurück bewegen auf die A. carotis externa, die wiederum

identifiziert werden muß, und bewegt dann die Sonde vorsichtig nach medial, wo gleichfalls im Fall des Carotis-interna-Verschlusses kein Signal nachweisbar ist. Zur weiteren Befundsicherung sollte dann nochmals die Sonde von weit laterodorsal hinter dem M. sternocleidomastiodeus angesetzt werden; auch bei dieser Sondenposition wird man bei Verschieben der Sonde jeweils nur auf ein Externasignal kommen. Die Diagnose wird gestützt durch einen pathologischen Befund bei der indirekten Doppler-Sonographie, durch ein in 40% vorkommendes Gefäßgeräusch am Hals und eventuell eine vorliegende neurologische Symptomatik.

7. Es soll der Befund an einer bereits *angiographisch nachgewiesenen höhergradigen Stenose der A. carotis interna erhoben werden.* Bei vorliegendem Gefäßgeräusch und einem pathologischen Befund bei der indirekten Doppler-Sonographie der A. supratrochlearis wird bereits das Vorliegen einer hämodynamisch wirksamen Carotis-interna-Obstruktion wahrscheinlich. Im Seitenvergleich wird auf der erkrankten Seite das Signal der A. carotis communis amplitudenreduziert sein und die diastolische Flußkomponente erniedrigt. Bei Vorschieben der Sonde über der A. carotis communis wird nach Passage des Bulbus caroticus zunächst die A. carotis externa wie üblich identifiziert und dann die Sonde vorsichtig wenige Millimeter nach laterodorsal bewegt, wo man entweder auf ein normales Interna-Signal stößt, welches sich durch Vibrationsmanöver nicht manipulieren läßt, oder bereits schon mitten in einen pathologischen Befund mit massiver Strömungsbeschleunigung (Zischen) und Turbulenzen (Schneeballknirschen) stößt. Auch jetzt ist wieder das Durchführen eines Vibrationsmanövers an den Externaästen notwendig, um sicher zu sein, daß dieser pathologische Befund nicht der A. carotis externa oder einer ihrer Äste zuzuordnen ist. Ist man sicher, daß der pathologische Befund der A. carotis interna zuzuordnen ist, wird die Sonde nach cranial vorwärts bewegt, wobei in der Regel der pathologische Befund in seiner akustischen Ausprägung abnimmt und sich allmählich ein mehr oder minder normales Interna-Signal etabliert, welches als solches nochmals durch negativen Ausfall der Externa-Vibrationsmanöver nachgewiesen werden soll.
8. Gerade dem *Anfänger* ist zu empfehlen, bei der direkten Beschallung der extrakraniellen A. carotis auf eine Registrierung und auch auf eine Beobachtung der Doppler-Kurven auf dem Oscilloskop bewußt zu verzichten und sich *alleine* den *akustischen Signalen* zu widmen.

5.1.4.9 Ergänzung der direkten Doppler-Sonographie der extrakraniellen A. carotis durch die Doppler-Frequenz-Spektrum-Analyse

Bei der direkten Doppler-Sonographie der extrakraniellen A. carotis ist der Untersucher weitestgehend auf die akustischen Doppler-Signale angewiesen. Die Aufzeichnung der Signale über einen Registrierschreiber bereitet insoweit Schwierigkeiten, als durch Artefakte auch bei normalem Gefäßsystem pathologische Befunde zur Darstellung kommen können. Deshalb kann die Untersuchung nicht an einem Ort durchgeführt und die Registrierung an einem anderen Ort von einem anderen Untersucher befundet werden.

- Der direkten Doppler-Sonographie haftet der weitere *Nachteil* an, daß Stenosen von *weniger als 50% Gefäßdurchmesserreduktion nicht,* oder doch zumindest nicht zuverlässig diagnostiziert werden können.

Bei neurologisch symptomatischen Patienten können aber auch solch niedergradige Stenosen pathogenetische Bedeutung erlangen dadurch, daß sich an der Stenoseoberfläche Mikrothromben bilden, die vom Blutstrom abgeschwemmt zu cerebralen ischämischen Ereignissen führen können.

Auch solche niedergradigen Stenosen haben Änderungen der Blutströmung zur Folge, die dopplersonographisch nachweisbar sein sollten.

Beim Continuouswave-Doppler wird mittels eines Nulldurchgangszählers oder durch eine Out-phaser-Technik eine Mittelwertkurve der Doppler-Frequenzen gebildet. Wenn sich auch mittels der Out-phaser-Technik die beiden Strömungsrichtungen getrennt aufzeichnen lassen, bleibt aber doch nicht zu erkennen, welche unterschiedlichen Doppler-Frequenzen bzw. Blutflußgeschwindigkeiten mit welchem Anteil in die mittlere Geschwindigkeitskurve eingehen.

Bei der *Doppler-Frequenz-Spektrum-Analyse* wird für jede diskrete Geschwindigkeit, die in einem Betrachtungszeitraum auftritt, über der Zeitachse ein Frequenzwert aufgetragen. Als zusätzliche Information tritt die Häufigkeit hinzu, mit der eine bestimmte Frequenz auftritt und zwar umgesetzt in die Intensität des entsprechenden Meßpunktes (Amplitude). Bei der registrierten Kurve drückt sich das in unterschiedlichen Grauabstufungen aus, auf dem Monitor je nach gewählter Darstellung in der Helligkeit oder der Schwärze der einzelnen Meßpunkte.

Der Frequenz-Analysator wird nicht mit den Signalen des Nulldurchgangszählers, sondern mit den Quadratursignalen des Continuouswave-Dopplers gespeist. Für die Spektrum-Analyse können vier Meßbereiche gewählt werden (0-2, 0-4, 0-8, 0-16 kHz). Dementsprechend beträgt die Frequenz Auflösung durch zweimal 80-Kanäle (Vorfluß- und Rückflußkanal) 25, 50, 100 oder 200 Hz. Die zeitliche Auflösung liegt bei 5 Millisekunden. Die Darstellung erfolgt auf dem Monitor in 16 Graustufen wahlweise als positives oder negatives Bild. Eine Speicherschaltung erlaubt, das Frequenz-Spektrum auf dem TV-Monitor einzufrieren; dort kann mit einem Markierungskreuz eine beliebige Stelle des Spektrums angewählt werden; die Frequenz an diesem Punkt wird digital ins Bild eingeblendet.

Zur Dokumentation der Doppler-Frequenz-Spektren stehen verschiedene Möglichkeiten zur Verfügung. Über den Anschluß eines zusätzlichen Monitors können die Frequenz-Spektren mit Kleinbild- oder Sofortbildkamera fotographiert werden. Über einen Videoausgang können die Signale auch auf einem Videorecorder registriert werden. Die wesentlich billigere Methode, die Doppler-Signale mittels eines Tonbandkassettenrecorders aufzuzeichnen, hat den Vorteil, daß die Signale immer wieder erneut in den Frequenzanalysator eingespielt und dort analysiert werden können (Abb. 50).

- *Die Spektrum-Analyse erleichtert die Unterscheidung zwischen A. carotis externa und ihren Ästen auf der einen Seite und der A. carotis interna auf der anderen Seite.*
- Das *Externasignal* ist wie folgt charakterisiert: es kommt zu einem raschen Frequenzanstieg bis zum Maximum, das meist nur wenige Millisekunden erhalten bleibt, um dann auf ein mehr oder minder ausgeprägtes Plateau abzufallen. Dies Plateau bleibt einige Zeit erhalten, bevor es zu einem zunehmend raschen Frequenzabfall kommt, der während der Diastole zum Zeitpunkt des Aortenklappenschlusses regelmäßig von einem deutlichen Frequenzeinbruch, der auch retrograde Flußanteile beinhalten kann, gefolgt ist. Die diastolische Frequenz ist relativ niedrig (Abb. 51).
- *Das Internasignal* ist dadurch gekennzeichnet, daß der systolische Frequenzanstieg vor Erreichen der systolischen Maximalfrequenz so gebremst wird, daß dies zu einer *deutlichen Abrundung der Kurve führt.* Auch der *Frequenzabfall* erfolgt deutlich *langsamer* als bei der A. carotis externa.
  Während das *Externasignal* nach Erreichen der systolischen Maximalfrequenz *zweimal* einen *Frequenzeinbruch* aufweist, zeichnet sich das *Internasignal* nur durch *einen* zum Zeitpunkt des Aortenklappenschlusses auftretenden *Frequenzeinbruch* aus.
  Das diastolische Frequenzniveau der A. carotis interna ist deutlich höher als das der Externa (Abb. 52).
- Die Signale sind so gut unterscheidbar, daß oftmals auch bei einer Gefäßüberlagerung, die eine Trennung der Gefäße durch die Dopplersonde unmöglich macht, die Doppler-Frequenz-Spektrum-Analyse die Gefäße simultan zur Darstellung kommen läßt und zwar so, daß

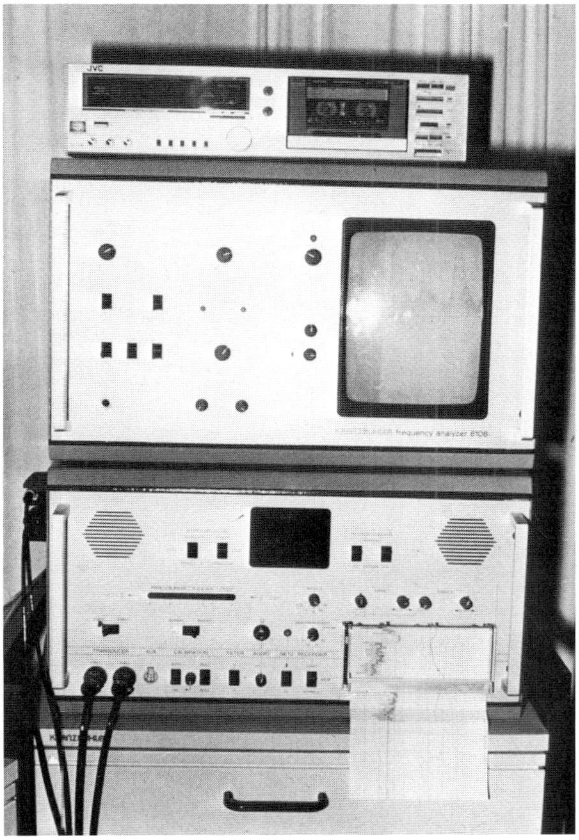

Abb. 50: Doppler-Frequenz-Spektrum-Analyse. Ein bidirektionales Doppler-Sonographie-Gerät (unten) ist an einem Doppler-Frequenz-Spektrum-Analysator (Typ 8106 Kranzbühler/Solingen) angeschlossen (Mitte). Die Dokumentation der Doppler-Signale kann auf ebinem herkömmlichen (Tonfrequenz-) Kassettenrecorder erfolgen (oben).

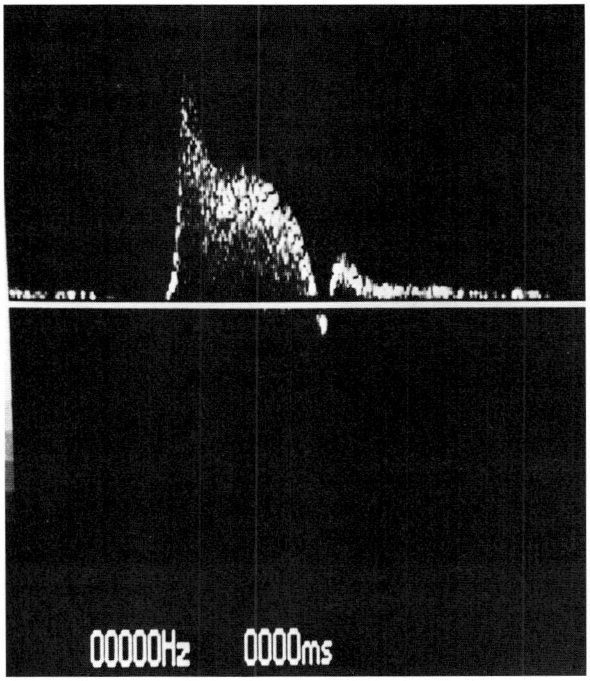

Abb. 51: Doppler-Frequenz-Spektrum-Analyse. Normales Externa-Signal.

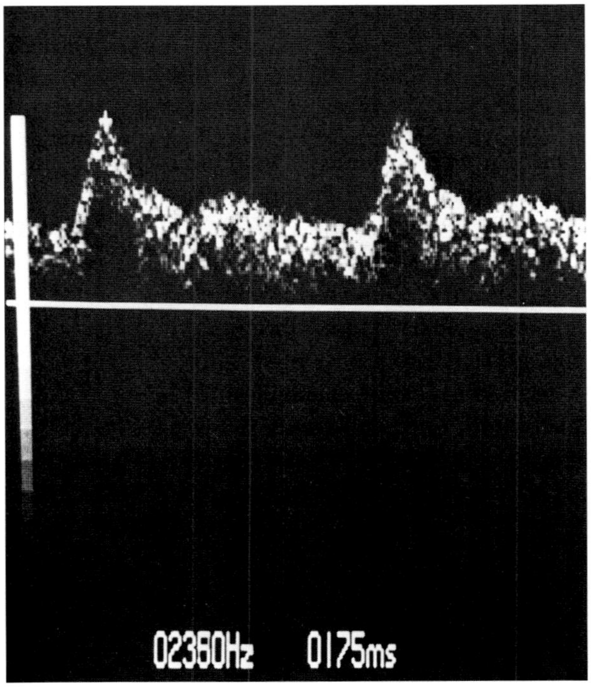

▶

Abb. 52: Doppler-Frequenz-Spektrum-Analyse. Normales Interna-Signal mit einer systolischen Spitzenfre-quenz von 2350 Hz.

sie auch im Hinblick auf pathologische Veränderungen eindeutig beurteilbar bleiben (Abb. 53).

Bei *normaler Strömung* ist das Doppler-Frequenz-Spektrum relativ schmalbandig. Aus der im oberen Frequenzband konzentrierten Intensität läßt sich schließen, daß wesentlich langsamer oder schneller fließende Blutkörperchen nur im geringen Umfang vorhanden sind. Man spricht dann von laminarer Strömung oder aber auch von einem paraboloiden Strömungsprofil. Dieses paraboloide Strömungsprofil mit langsamen Flußgeschwindigkeiten nahe der Gefäßwand und schnellen Flußgeschwindigkeiten im Gefäßzentrum bewirkt aber beim Continuouswave Doppler, dessen Schallstrahl den gesamten Gefäßquerschnitt erfaßt, physiologischerweise schon eine Spektrumverbreiterung.

- *Bei vorliegender Gefäßstenosierung kommt es innerhalb der Stenose zu einer Strömungsbeschleunigung und somit zu einer Erhöhung der Spitzenfrequenz im Doppler-Frequenz-Spektrum.*
- Bei einer turbulenten verwirbelten Strömung kommt zusätzlich der orthograde Frequenzbereich wesentlich breitbandiger zur Darstellung
- und zum anderen treten retrograde Anteile unterhalb der Nullinie (im Rückflußkanal) auf (Abb. 54).

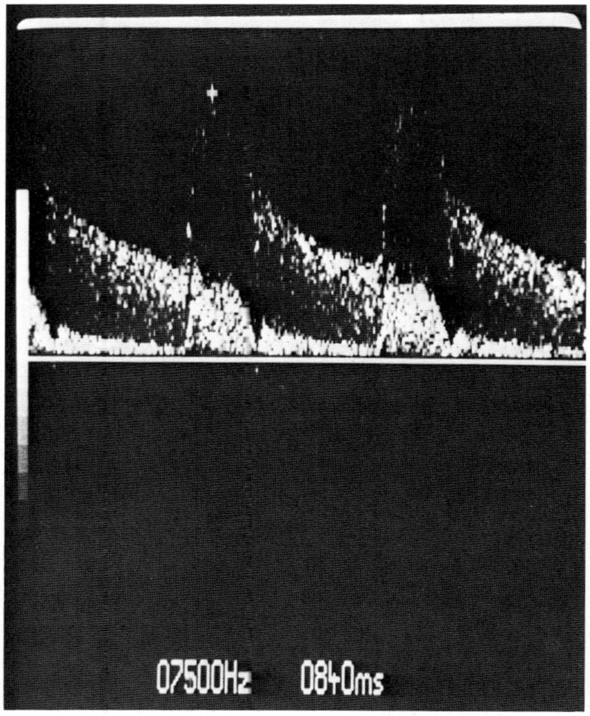

Abb. 53: Simultane Darstellung des Doppler-Frequenz-Spektrums einer A. carotis externa und einer stenosierten A. carotis interna mit einer systolischen Maximalfrequenz von 7500 Hz (normal bis 3500 Hz). Eine separate Darstellung der Gefäßäste war wegen Überlagerung nicht möglich. Die äußere Kurve rührt von der A. carotis interna, die innere von der A. carotis externa (intensivere schwarze Kurve).

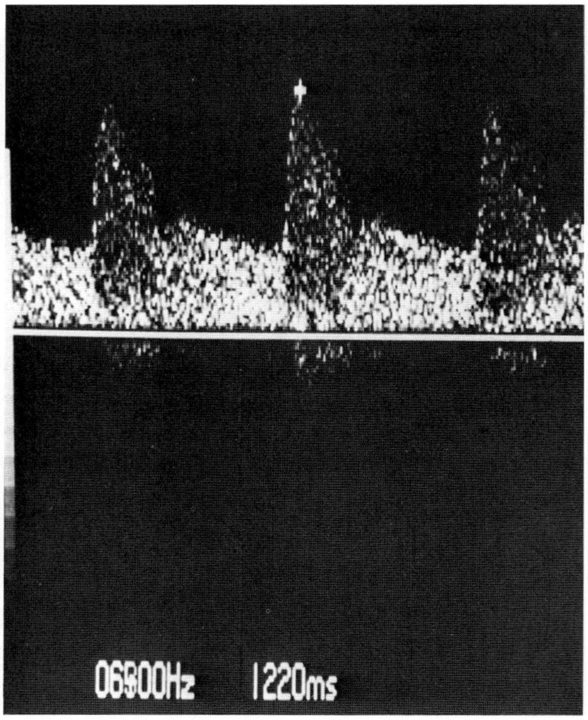

Abb. 54: Doppler-Frequenz-Spektrum-Analyse. Es ist das Signal einer mittelgradig stenosierten A. carotis interna dargestellt mit einer Beschleunigung der systolischen Maximal-Frequenz auf 6400 Hz. Es wird eine deutliche Verbreiterung des Frequenzspektrums erkennbar; zusätzlich kommen als Ausdruck von Turbulenz retrograde Flußanteile unterhalb der Nullinie zur Darstellung.

Neben der visuellen Interpretation des Frequenz-Spektrums besteht auch die Möglichkeit, die Frequenzdaten durch einen Mikrocomputer weiter aufzubereiten. Es liegen aber noch keine schlüssigen Untersuchungen darüber vor, welche aus dem Frequenz-Spektrum zu berechnende Größe die diagnostische Wertigkeit der systolischen Maximalfrequenz der A. carotis interna übertrifft.

> Wird eine systolische Maximalfrequenz der A. carotis interna, die 3500 Hz überschreitet als pathologisch gewertet, *werden auch Stenosen zwischen 25 und 50% Gefäßdurchmesserreduktion in über 90% der Fälle erkannt.* Höhergradige Stenosen werden mit der gleichen Treffsicherheit wie mit der konventionellen direkten Doppler-Sonographie erfaßt. Stenosen, die den Gefäßdurchmesser um weniger als 25% reduzieren, werden nur zu 50% erkannt.

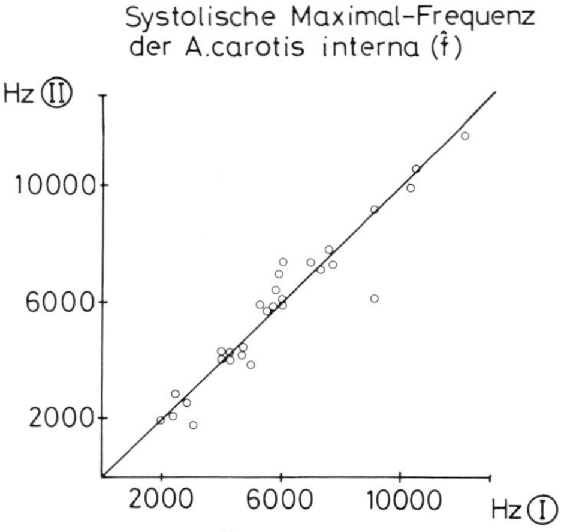

Abb. 55: Untersuchungen zur Reproduzierbarkeit der systolischen Maximal-Frequenz der A. carotis interna. Die Meßwerte von zwei verschiedenen Untersuchungstagen (I und II) sind dargestellt. Eingezeichnet ist die Gerade für identische Meßwerte y=x.

Eine Stenose führt zunächst zu einer Strömungsbeschleunigung und bei zunehmender Stenosierung zu Strömungsturbulenzen. Während Turbulenzen höhergradiger Stenosen leicht vom Ohr wahrzunehmen sind, unterliegt die Erkennung einer alleinigen Strömungsbeschleunigung ohne wesentliche Turbulenzbildung einer individuell unterschiedlich musikalischen, akustischen Begabung. *Die Doppler-Frequenz-Spektrum-Analyse aber macht die Strömungsbeschleunigung einer Internastenose grundsätzlich nachweis- und dokumentierbar, während sie sonst allein subjektiver gehörmäßiger Beurteilung unterliegt.*

- Während die Registrierungen der Dopplersignale des Nulldurchgangszählers nicht reproduzierbar sind, wenn man die Patienten an zwei verschiedenen Tagen untersucht, läßt sich die mittels Doppler-Frequenz-Spektrum-Analyse gemessene systolische Maximalfrequenz der A. carotis interna sehr gut reproduzieren (Abb. 55).

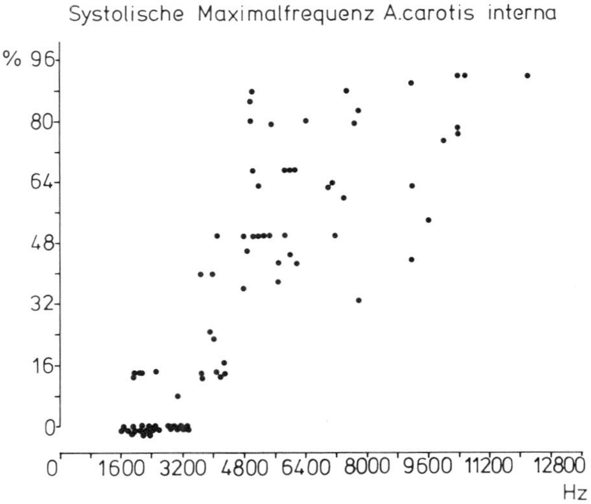

Abb. 56: Doppler-Frequenz-Spektrum-Analyse. Die systolische Maximalfrequenz der A. carotis interna korreliert eng mit dem angiographischen Stenosegrad (Gefäßdurchmesser-Reduktion).

Deshalb stellt die Doppler-Frequenz-Spektrum-Analyse die einzige Möglichkeit dar, Befunde zu dokumentieren.

- Die systolische Maximalfrequenz der A. carotis interna zeigt eine relativ enge Korrelation zum angiographischen Stenosegrad (Abb. 56).

5.2 Doppler-Sonographie der Subclavia-Obstruktion

Nur 10% der peripheren Durchblutungsstörungen betreffen die oberen Extremitäten, wobei hier wiederum 70% die peripheren Gefäße von Unterarm, Hand und Fingern betreffen. Der Schultergürteltyp belegt 27% der Fälle, währenddem der Oberarmtyp nur bei 2,4% vorliegt. Mit dem Begriff Schultergürteltyp wird A. subclavia und A. axillaris zusammengefaßt. Obstruktionen der rechten A. subclavia kommen nur halb so oft wie linksseitig vor, der Hauptlokalisationsort liegt rechts zwischen Abgang der A. carotis und der A. vertebralis aus dem Truncus brachiocephalicus und links zwischen dem Abgang der A. subclavia aus der Aorta und dem Abgang der A. vertebralis. *Subclavia-Obstruktionen sind oft asymptomatisch* und fallen bei der gründlichen internistischen Durchuntersuchung auf.

5.2.1 Klinische Befunde

Bei Arbeitsbelastung des betroffenen Armes kann es zum Auftreten einer Claudicatio kommen, die berufsabhängig so stark behindernd sein kann, daß eine weitergehende Diagnostik im Hinblick auf einen anzustrebenden rekonstruktiv gefäßchirurgischen Eingriff notwendig wird.

- Die Diagnose einer Verschlußkrankheit der A. subclavia läßt sich leicht schon auf Grund des klinischen Untersuchungsbefundes stellen.
- *Bei Stenosen läßt sich fast regelmäßig, bei Verschlüssen nur ausnahmsweise, ein Gefäßgeräusch in der Supraclavicular-Grube bzw. infraclaviculär auskultieren.*
- Die Pulse von A. brachialis, radialis und ulnaris sind abgeschwächt oder überhaupt nicht mehr tastbar, *während der Pultastbefund der A. subclavia oft unzuverlässig ist.*
- Auf eine Pultastung der A. axillaris in der Axillargrube sollte *nie verzichtet* werden.
- Während eine Blutdruckdifferenz bis zu 20 mm Hg zwischen beiden Armen noch als normal angesehen werden kann, *geben höhere Differenzen einen wichtigen diagnostischen Hinweis auf das Vorliegen einer Subclavia-Obstruktion.*
- Die Faustschlußprobe, die so durchgeführt wird, daß der Untersucher die Handgelenke des Patienten bei erhobenen Armen fest umklammert und dabei mit 20 Faustschluß-Übungen ischämische Arbeit geleistet wird und dann bei hängenden Armen die Zirkulation freigegeben wird, ergibt gleichfalls einen pathologischen Befund mit einer verzögert auftretenden Hyperämie.
- Bevor die Indikation zur Arteriographie im Hinblick auf eine anzustrebende gefäßchirurgische Rekonstruktion gestellt wird, sollte die klinische Diagnose durch eine weitere apparative nichtinvasive Diagnostik untermauert werden. Dabei soll auch im Rahmen dieses Buches darauf hingewiesen werden, daß das mechanische Stufenoscillogramm nach Gesenius-Keller sich auch hier hervorragend zu Lokalisationsdiagnostik bewährt, und daß die Ableitung einer akralen Pulskurve (Photoplethysmographie) gute Auskünfte über den Kompensationsgrad der vorliegenden Verschlußkrankheit gibt.

5.2.2 Normales Doppler-Signal der A. subclavia

- Mit einer niederfrequenten (4 MHz) Dopplersonde sollte die A. subclavia supraclaviculär und infraclaviculär so abgetastet werden, daß der Blutfluß auf die Sonde zugerichtet ist. Die Signale klingen *peitschenartig.*

- In der Registrierung erfolgt ein sehr schneller Anstieg zur systolischen Spitzengeschwindigkeit mit einem relativ schnellen Abfall der Flußgeschwindigkeit; postsystolisch tritt eine deutliche *Rückflußkomponente* auf (Abb. 57).
- Um sicher zu gehen, daß man tatsächlich von der A. subclavia ableitet, empfiehlt sich die Durchführung einer kurzen *Kompression des Oberarmes*, wodurch das abgeleitete Dopplersignal manipulierbar wird.

5.2.3 Pathologische Dopplersignale der A. subclavia

Dopplersonographisch hat man bei Vorliegen einer Verschlußkrankheit der A. subclavia zwischen *indirekten* und *direkten* Kriterien zu unterscheiden.

- Bei supraclaviculärem Zugang läßt sich oftmals bei Abtasten der A. subclavia *direkt* ein *Stenosesignal* mit Strömungsbeschleunigungen und Turbulenzen nachweisen.
- *Ein unspezifisches indirektes Kriterium* ist die Messung des *Armarteriendruckes* mit Hilfe der Doppler-Technik, die immer dann erforderlich wird, wenn mit dem Stethoskop ein Armarteriendruck nicht mehr meßbar ist. Die Druckmessung mit der Doppler-Technik findet auch dann Anwendung, wenn ein beidseitiger Subclaviabefall zu vermuten ist und der systematische Blutdruck mit Hilfe der Doppler-Technik im Bereich der unteren Extremitäten bestimmt werden muß.
- *Das entscheidende indirekte Kriterium,* welches auch Hinweise über die hämodynamische Relevanz einer Subclavia-Obstruktion gibt, *ist das Fehlen der physiologischerweise vorhandenen postsystolischen Rückflußkomponente.* Dieses Zeichen erfordert eine saubere Doppler-Signalregistrierung, die am schnellsten und einfachsten bei infraclaviculärem Zugang zu erzielen ist. (Abb. 58).

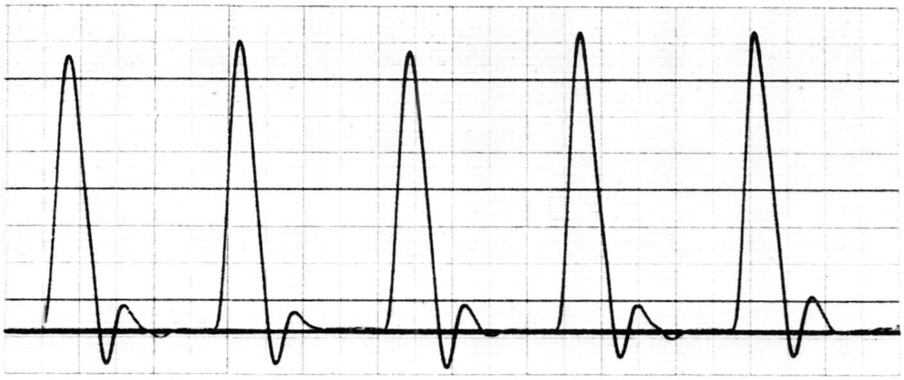

Abb. 57: Normale Doppler-Signale einer A. subclavia. Während der Diastole kommt es zur Darstellung eines physiologischen Rückwärtsflusses.

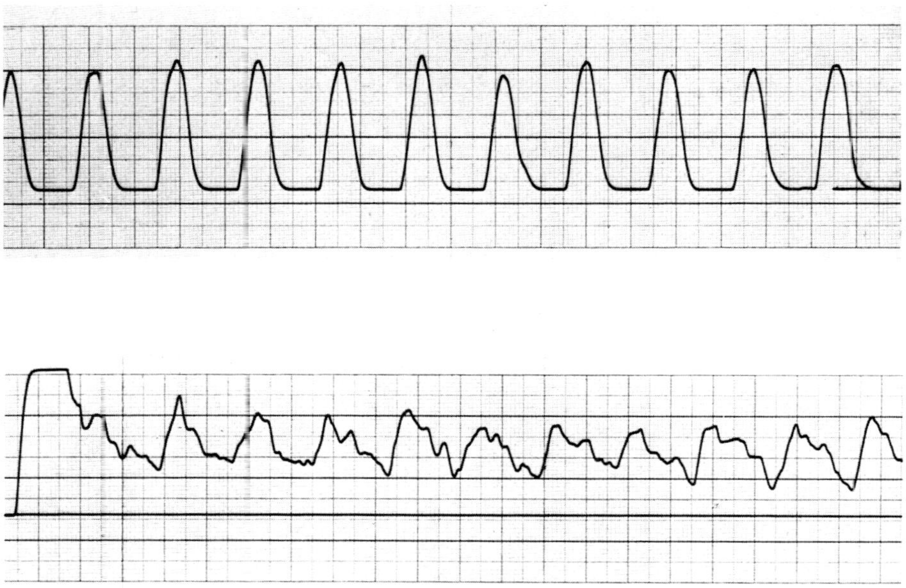

Abb. 58: Integrierte Flußkurve einer A. subclavia abgeleitet mittels eines Direktional-Doppler-Gerätes. a) Fehlen der systolischen Rückflußkomponente. Die Nullströmung ist rechts im Bild eingezeichnet. b) Neben dem Fehlen der postsystolischen Rückflußkomponente fällt eine Beschleunigung des diastolischen Flusses auf. Die Nullströmung ist als durchgehende Linie im unteren Bildanteil dargestellt.

5.3 Die Doppler-Sonographie der A. vertebralis und des Subclavian-Steal-Phänomens

Immer dann, wenn man sich mit der Diagnostik von Hirngefäßerkrankungen beschäftigt, muß man wieder klar legen, welche Symptome zur Carotisinsuffizienz zählen und welche Ausdruck einer vertebrobasilären Insuffizienz sind, weil hier immer wieder scheinbar unausrottbare falsche Annahmen gemacht werden. Währenddem die Symptome der Carotisinsuffizienz eine Amaurosis fugax, eine Hemianopsie, eine Hemihypästhesie und eine Hemiparese sein können, gehen die Symptome der *vertebrobasilären Insuffizienz mit*

- beidseitigen Sehstörungen wie Flimmern vor den Augen und Doppelbilder-Sehen
- Schwindel
- Synkopen
- Dropattacks (plötzliches Hinstürzen ohne Bewußtseinsverlust)
- dysarthrischen Sprachstörungen
- und schlimmstenfalls einen Stammhirninfarkt einher.

5.3.1 Klinische Befunde

Treten Symptome der vertebrobasilären Insuffizienz nach Armarbeit auf, so kann dies ein wichtiger Hinweis auf das Vorliegen eines *Subclaviaanzapf-Syndromes* sein.

- Beim Subclavian-Steal-Syndrom werden die Symptome der vertebrobasilären Insuffizienz dadurch ausgelöst, daß eine proximale Subclavia-Obstruktion dazu führt, daß sich der Blutstrom in der homolateralen A. vertebralis *um-*

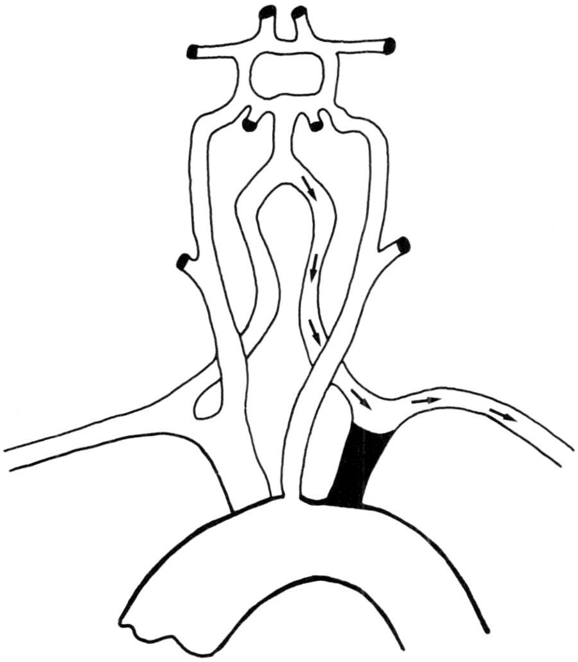

Abb. 59: Schematische Darstellung eines Subclavian-Steal-Phänomen. Die linke A. subclavia ist direkt am Abgang aus dem Aortenbogen verschlossen, und wird über die retrograd durchblutete A. vertebralis (→) kollateralisiert.

kehrt, um *als Kollaterale* die postokklusive Armstrombahn mit Blut zu versorgen (Abb. 59).

- Beim vorliegenden Subclavian-Steal-Syndrom kann ein zunehmender Blutentzug über die A. vertebralis auch dann auftreten, *wenn die Armischämie verstärkt wird bei Arbeiten mit über dem Kopf erhobenen Armen.* Typische Fälle sind die beim Wäsche auswringen auftretende Synkope und der beim Gardinenaufhängen eintretende plötzliche Bewußtseinsverlust.
- Ganz ausdrücklich wollen wir aber darauf hinweisen, daß in der Mehrzahl der Fälle sich weder anamnestisch noch untersuchungstechnisch eine Provokation der vertebrobasilären Insuffizienz-Symptome beim Subclavian-Steal-Syndrom eruieren lassen.

5.3.2 Normale Doppler-Signale der Vertebral-Arterie

Die Untersuchung der Vertebral-Arterie ist die hohe Schule der Doppler-Sonographie. *Die Ortung der Vertebral-Arterie kann allerhöchste Schwierigkeiten aufwerfen.* Dies wird auch dadurch unterstrichen, daß im Laufe der Zeit drei verschiedene Zugangswege zur Dopplersonographischen Untersuchung der Vertebral-Arterie vorgeschlagen wurden, die zwar zusammengenommen durchaus sinnfällige Befundkombinationen ergeben können, zunächst jedoch als konkurrierende Verfahren beschrieben wurden.

Prinzipiell muß man auch bei der Dopplersonographischen Untersuchung des vertebrobasilären Kreislaufs zwischen *direkten* und *indirekten* Verfahren unterscheiden.

Wird die Vertebral-Arterie direkt oberhalb der Clavicula, gerade bevor das Gefäß die Formaina transversaria der Halswirbelsäule erreicht, beschallt, wird eine direkte Strömungsrichtungsbestimmung des Vertebral-Arterienflusses möglich. Diese Untersuchungstechnik beinhaltet jedoch erhebliche Schwierigkeiten, wenn man sich die gefäßanatomische Situation gerade hier vergegenwärtigt.

- Immerhin, das Dopplersonographische Signal der Vertebral-Arterie ist das eines hirnversorgenden Gefäßes und erinnert somit vom Klangcharakter an die A. carotis interna – *maschinengeräusch-ähnlich klingend* mit relativ hoher diastolischer Flußkomponente.
- Ein am Mastoid mit dem Daumen durchzuführendes Vibrationsmanöver – rhythmische Kompression und Dekompression der dort verlaufenden Vertebral-Arterie – erlaubt die *eindeutige Identifikation* des Gefäßes als A. vertebralis.

Auch der *transorale Zugang zur Vertebral-Arterie* zählt zu den direkten Methoden, da direkt die Bestimmung der Strömungsrichtung möglich wird. Aber auch diese Methode erfordert neben einer perfekten Lokalanästhesie eine große Erfahrung des Untersuchers. Um Verwechslungen mit der

A. carotis interna zu vermeiden, ist darüber hinaus eine kurzfristige Kompression der homolateralen A. carotis communis notwendig.

Wir zählen die Doppler-Sonographie der Atlasschleife der Vertebral-Arterie zu den indirekten Methoden, weil ohne Durchführung eines Hilfsmanövers die Bestimmung der Strömungsrichtung in der Atlasschleife, dadurch daß man nie weiß, welchen Teil der Schlinge man beschallt, unmöglich ist.

- Mit einer niederfrequenten 4 MHz-Sonde wird medial des Mastoids die Sonde mit Kontaktgel aufgesetzt und zur kontralateralen Augenhöhle ausgerichtet.
- Im Klangcharakter erinnert das Signal wieder an ein hirnversorgendes Gefäß wie die A. carotis interna mit *maschinengeräuschähnlichem Klangcharakter* und hoher diastolischer Flußkomponente.
- Die Beurteilung der Strömungsrichtung wird ermöglicht durch Auslösen einer reaktiven Hyperämie mit einer Blutdruckmanschette am ipsilateralen Arm.

Auch die Bestimmung der *Pulswellenlaufzeit* zu den Armschlagadern erlaubt *indirekte* Rückschlüsse über das Vorliegen einer orthograden oder retrograden Durchströmung einer Vertebral-Arterie, wie schon mit plethysmographischen Methoden 1965 beschrieben wurde. Bei Vorhandensein von zwei Doppler-Geräten, die über einen Mehrfachschreiber registrierbar sind, wird leicht die Bestimmung einer Pulswellenlaufzeitverzögerung zum einen oder anderen Arm ermöglicht. Abgeleitet werden kann über der A. brachialis oder der A. radialis. Steht nur ein Doppler-Sonographie-Gerät zur Verfügung, so muß bei der Registrierung ein Elektrokardiogramm mitgeschrieben werden, um die Pulswellenlaufzeit jeweils für eine Seite exakt bestimmen und danach aus beiden Werten eine vorliegende Differenz berechnen zu können.

5.3.3 Pathologische Doppler-Signale der Vertebral-Arterie

Hier sollen nur die Befunde beim *Subclavian-Steal-Syndrom* und bei *Abgangsstenosen* der Vertebral-Arterien besprochen werden.

- Die niederfrequente 4 MHz-Sonde wird supraclavicular aufgesetzt. A. subclavia und A. carotis communis lassen sich leicht als solche Erkennen.
- Jetzt muß mit großer Geduld und viel Zeitaufwand die A. vertebralis aufgesucht werden, die als hirnversorgendes Gefäß an die A. carotis interna erinnert.
- Ein Vibrationsmanöver am Mastoid erleichtert die Identifikation.
- Es erfolgt zunächst die Beurteilung des Vertebralis-Doppler-Signales im Hinblick auf Vorliegen oder Fehlen von Turbulenzen.
- Liegen Turbulenzen vor, so müssen auch diese Turbulenzen durch ein Vibrationsmanöver am Mastoid manipulierbar sein, dieser Befund entspräche dann einer Vertebralis-Abgangsstenose.
- Läßt sich ein Vertebralis-Signal nicht nachweisen, sollte sich der Untersucher zunächst nach seiner Erfahrung befragen. Sonst kommt differentialdiagnostisch die Diagnose eines Vertebralis-Verschlusses oder einer angeborenen Aplasie in Frage.
- Bei der Aplasie läßt sich die Vertebral-Arterie dann weder bei transoralem Zugang noch an der Atlasschleife nachweisen, währenddem bei einem Vertebralis-Verschluß oftmals weiter cranial gelegene Vertebral-Arterienanteile – wiederum über Kollateralen aufgefüllt – dopplersonographisch nachweisbar werden können.
- Ein Fluß auf die Doppler-Sonde zu beweist die orthograde Strömung der Vertebral-Arterie und schließt somit das Vorliegen eines Subclavian-Steal-Syndromes aus.
- *Ein Blutfluß von der Dopplersonde weg hingegen beweist das Vorliegen einer retrograden Vertebralisdurchströmung im Sinne eines Subclavian-Steal-Syndroms.*

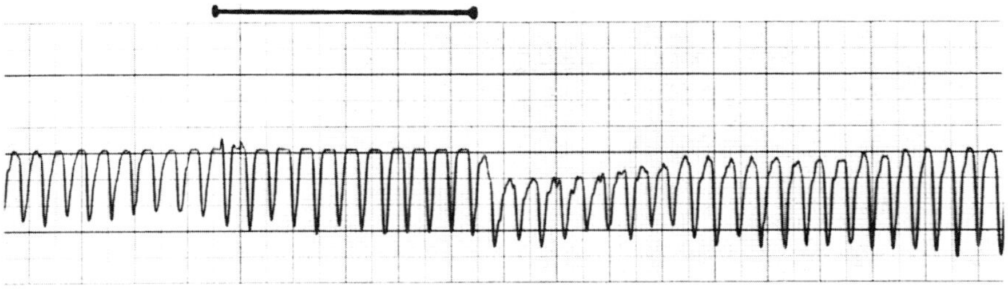

Abb. 60: Doppler-Signale der A. vertebralis bei subclavian-Steal-Syndrom. Kompression der ipsilateralen A. brachialis durch eine Blutdruckmanschette (⊢⊣). Nach Beendigung der Kompression weist die A. vertebralis eine reaktive Hyperämie auf, die durch eine deutlich erhöhte diastolische Flußgeschwindigkeit erkennbar wird.

Sicherheitshalber kann noch eine reaktive Hyperämie durch eine an einem homolateralen Arm angebrachte Manschette ausgelöst werden, wobei die retrograde Durchströmung während der reaktiven Hyperämie deutlich zunehmen wird (Abb. 60).

- In seltenen Fällen findet man beim Subclavian-Steal-Syndrom in der Vertebral-Arterie einen *Pendelfluß;* das heißt die arteriellen Doppler-Flußsignale passieren die Nullinie, so daß in der Systole eine orthograde Strömung und während der Diastole eine retrograde Durchströmung vorliegt. Auch hier kann die Auslösung einer reaktiven Hyperämie mit Hilfe einer ipsilateral angelegten Oberarmblutdruckmanschette eine Pointierung des Befundes induzieren.

Der transorale Zugangsweg erfordert neben einer langen niederfrequenten Dopplersonde eine *perfekte Anästhesie* des Rachens und des Zungengrundes.

- Die Rachenhinterwand wird abgetastet, bis ein hirnversorgendes Gefäß mit dem Klangcharakter einer maschinengeräuschähnlich klingenden Carotis interna abgeleitet wird;
- danach muß die A. carotis communis auf der homolateralen Seite kurzfristig komprimiert werden. Wird das registrierte Dopplersignal während der Carotis-communis-Kompression vermindert, ist transoral die A. carotis interna abgeleitet worden; tritt keine Änderung des transoral abgeleiteten Dopplersignals während Carotis-Communiskompression auf, so handelt es sich um die A. vertebralis.
- Aus der Registrierung wird leicht erkennbar, ob die A. vertebralis orthograd oder retrograd durchströmt ist.
- *Wird am homolateralen Arm eine Blutdruckmanschette aufgeblasen, so wird bei Vorliegen eines Subclavian-Steal-Syndroms die Vertebralisdurchströmung abnehmen,* insbesondere der diastolische Flußanteil, und nach Aufheben der arteriellen Sperre wird während reaktiver Hyperämie die (retrograde) Durchströmung zunehmen.
- Einen weiteren Hinweis auf das Vorliegen eines Subclavian-Steal-Syndromes wird das Vorliegen eines pathologischen dopplersonographischen Befundes an der homolateralen A. subclavia geben.

Auch die Beschallung der Atlasschleife der Vertebral-Arterie ist mit erheblichen Schwierigkeiten verbunden. Meist wird die Vertebral-Arterie mit der Occipital-Arterie verwechselt. Die an der Oberfläche verlaufende Occipital-Arterie läßt sich jedoch durch Ausübung eines Druckes auf die Dopplersonde suprimieren.

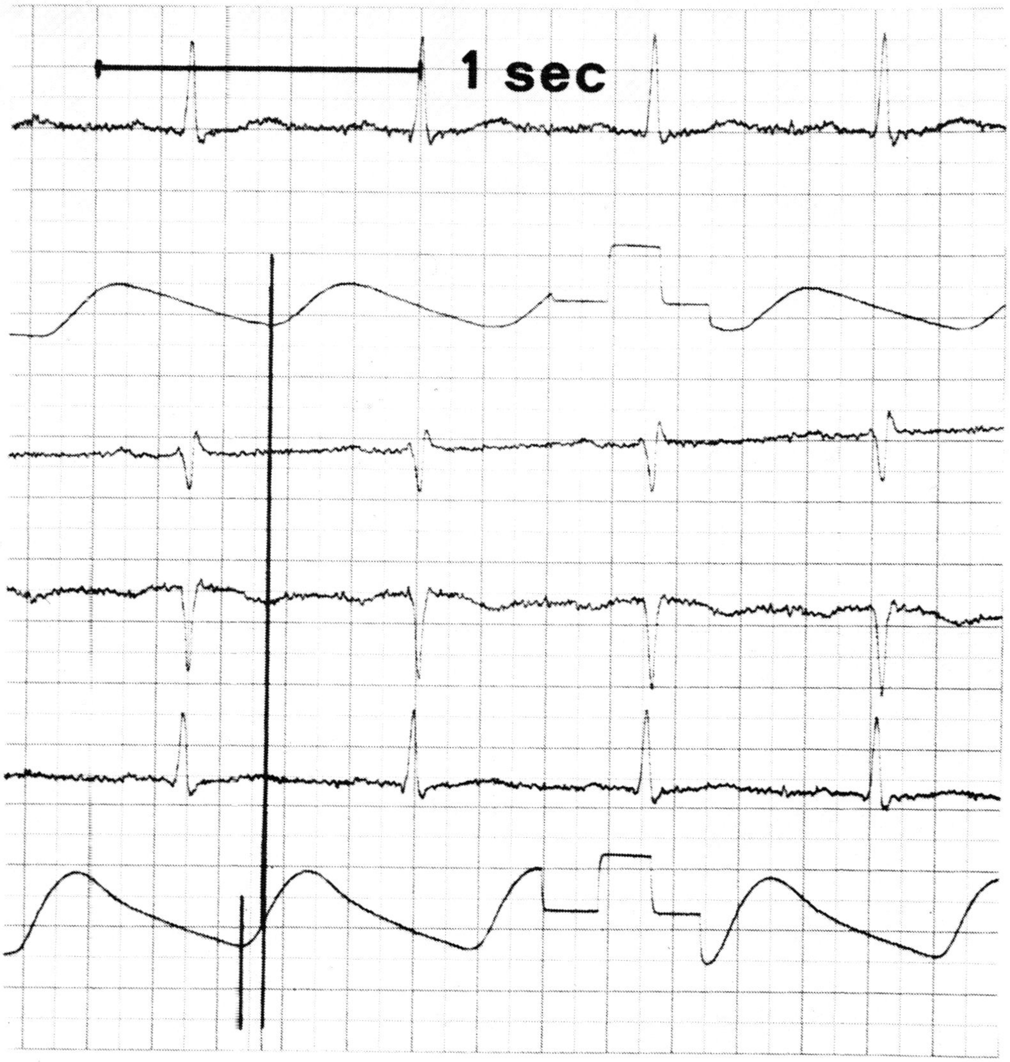

Abb. 61: Pulswellenlaufzeitverzögerung bei Subclavian-Steal-Phänomen. Der diastolische Fußpunkt des Signales vom rechten Arm erfolgt gegenüber links um 60 Millisekunden verspätet. Rechter Arm oben, linker Arm unten.

- Bei Beachtung des Klangcharakters erinnert die Occipital-Arterie mit ihrem peitschenden Klangcharakter an ein peripheres Gefäß entsprechend einem Carotis-Externaast, währenddem die A. vertebralis einen maschinengeräusch-ähnlichen Charakter annimmt mit hohem diastolischen Blutflußvolumen.
- *Da es sich um eine Gefäßschleife handelt, kann aus der Strömungsrichtungsdetektion kein Rückschluß auf das Vorliegen eines Subclavian-Steal-Syndroms gezogen werden.*
- Unablässig ist das Anlegen einer Blutdruckmaschine am homolateralen Oberarm, wodurch beim *Vorliegen eines Subclavian-Steal-Syn-*

droms bei Aufpumpen der Blutdruckmanschette auf übersystolische Druckwerte sich eine Verminderung der systolischen und besonders der diastolischen Flußgeschwindigkeit der Vertebral-Arterien ergibt, und nach Aufheben der systolischen Sperre *während reaktiver Hyperämie eine Strömungsbeschleunigung* auftritt, unabhängig davon, ob das primär abgeleitete Strömungssignal orthograd oder retrograd war (Abb. 60).

Eine *Verzögerung der Pulswellenlaufzeit* zu den oberen Extremitäten kommt beim Subclavian Steal Phänomen dadurch zustande, daß die Pulswelle auf der gesunden Seite etwa 17 cm zur Schädelbasis hin und dann auf der erkrankten Seite entlang der retrograden durchbluteten Vertebral-Arterie nochmals 17 cm zurückzulegen hat, so daß im Unterschied zur Normalsituation die Pulswelle zusätzlich approximativ 34 cm zurückzulegen hat.

- *Eine deutliche Verzögerung der Pulswellenlaufzeit von mindestens 50 msec und mehr gibt, soweit ein langstreckiger Brachialis-Verschluß ausgeschlossen ist, einen starken Hinweis auf das Vorliegen eines Subclavian-Steal-Phänomens.* Ob eine solche Pulswellenlaufzeit-Verzögerung nur bei Verschlüssen der A. subclavia nachweisbar ist, hingegen nicht bei zugrundeliegenden Subclavia-Stenosen, ist zur Zeit noch umstritten. Immerhin, wenn die Ortung der Vertebral-Arterie nicht beherrscht wird, ergibt die Bestimmung der Pulswellenlaufzeit-Verzögerung zu den oberen Extremitäten – so wie wir sie mit zwei photoplethysmographischen Abnehmern simultan an den Daumen durchführen (Abb. 61) – eine ausreichende diagnostische Treffsicherheit, währenddem der klinische Befund einer Subclavia-Obstruktion zusammen mit den anamnestischen Daten einer vertebrobasilären Insuffizienz allein nicht immer zur richtigen Diagnose führt.

Weiterführende Literatur

Alexander, K.: Arterienerkrankungen. Gustav Fischer. Stuttgart – New York 1977

Bollinger, A.: Funktionelle Angiologie. Thieme. Stuttgart 1979

Büdingen H. J., G. M. von Reutern, H. J. Freund: Doppler-Sonographie der extrakraniellen Hirnarterien. Thieme. Stuttgart – New York 1982

Kappert A.: Lehrbuch und Atlas der Angiologie. 10. Auflage. Huber. Bern 1983

Kriessmann A., A. Bollinger, H. Keller (Hrsg.): Praxis der Doppler-Sonographie. Thieme. Stuttgart – New York 1982

Marx P.: Die Gefäßerkrankungen von Hirn und Rückenmark. Gustav Fischer. Stuttgart – New York 1977

Strandness D. E., D. S. Sumner: Ultrasonic techniques in angiology. Huber. Bern – Stuttgart – Vienna 1975

Sachverzeichnis